不想生病，
血液要乾淨！

TOXEMIA EXPLAINED

約翰・亨利・提爾頓（John Henry Tilden）／著

張家瑞／譯

古典醫學.01

不想生病，血液要乾淨！

原著書名　TOXEMIA EXPLAINED
作　　者　約翰‧亨利‧提爾頓（John Henry Tilden）
譯　　者　張家瑞
封面設計　李緹瀅
特約編輯　黃　琦
主　　編　高煜婷
總 編 輯　林許文二

出　　版　柿子文化事業有限公司
地　　址　11677臺北市羅斯福路五段158號2樓
業務專線　（02）89314903#15
讀者專線　（02）89314903#9
傳　　真　（02）29319207
郵撥帳號　19822651柿子文化事業有限公司
投稿信箱　editor@persimmonbooks.com.tw
服務信箱　service@persimmonbooks.com.tw

業務行政　鄭淑娟、陳顯中

初版一刷　2019年05月
　　二刷　2019年05月
定　　價　新臺幣280元
I S B N　978-986-97006-8-9

國家圖書館出版品預行編目(CIP)資料

不想生病，血液要乾淨！ / 約翰.亨利.提爾頓(John Henry
Tilden)著 ; 張家瑞譯. -- 初版. -- 臺北市 : 柿子文化,
2019.05
　　面 ；　公分. -- (古典醫學 ; 01)
譯自 : Toxemia explained
ISBN 978-986-97006-8-9(平裝)

1.毒理學 2.毒素

418.8　　　　　　　　　　　　　　　108001756

01

01

我一直都很讚賞並深信於約翰・提爾頓醫學博士的著作，提爾頓博士發現血液積毒症是大部分健康問題與疾病的根源，他的著作《不想生病，血液要乾淨！》出版時對大眾帶來了極大的衝擊……人們都想從痛苦與不適中尋求解脫，但大家渴求的是短暫的紓緩，卻未妥善處理症狀根源所存在的問題。因此，我們所該探求的根本原因何在？所有人都應該擁有《不想生病，血液要乾淨！》這本書，每位醫生也都該以此行醫。

——柏納德・詹森（Bernard Jensen）

整體健康之父、《救命大清腸》作者

醫學博士約翰・提爾頓是《不想生病，血液要乾淨！》一書的作者，他表示疾病的根本起因在於廢物排出得不夠：毒素在血液中不斷累積，直到超過身體容忍的限度，而疾病——不論是感冒、流感、頭痛——就是毒素在身體內積累的結果。

如果身體無法透過腸道排除毒素，就會出現便祕的情況。此時，毒素就不會離開身體，而是停留在體內腐爛。更糟糕的是，身體並不知道結腸中新鮮食物與無用食物之間的區別，仍會試圖從廢物當中汲取營養──你絕對不想親眼目睹這些廢物的模樣──這會帶給身體內每個正在運作的細胞極為沉重的壓力。

──瑞恩・尼辛斯基（Ran Knishinsky）

《全臺第一本神奇的黏土療法入門指南》作者

提爾頓博士在經過二十五年的實踐後放棄運用手術，只使用自然方法療癒病人。成千上萬來自世界各地的病人湧向他在科羅拉多州丹佛市的療養院，求診於這位神奇的醫師，當中不只有尋常人家，還包括專業醫師──著有《飲食的失望與失敗》的哈佛大學醫學博士喬治・史蒂芬・韋格（George Stephen Weger）帶著患有關節炎的愛妻找上了提爾頓博士，他太太在接受治療後恢復了健康，並在加利福尼亞州雷德蘭茲（Redlands）開辦了一所健康學校，他本人則在日後寫了《疾病的起源》健康小冊。

提爾頓博士全神貫注於自然療法運動的傳播。他的

影響力在世界各地和幾乎所有關於自然療法的書籍中都能感受到。

──戈達德・E・戴蒙德（Goddard E. Diamond）

《長壽的祕密或如何活三個世紀》作者

前言　這世上根本不需要療法 !?　16

01　血液不積毒就不會產生疾病　25

1926

擁有健康知識，
就擁有最強大的力量

關於疾病，醫生或一般人想知道的，除了充分認知致病原因，還有什麼是更重要的？

如果能了解致病原因，就能提供一般人都能了解的預防及治療知識。當人們知道如何預防疾病，就能知道如何免除疾病所帶來的侵害。

能了解疾病的真相及疾病的成因，是拯救人類的希望；要了解病因，除了仔細閱讀和透徹領悟本書，別無他法。因此，任何人，無論是一般人或專業人士，都沒有藉口不好好認識血液積毒症。

知識就是力量；了解如何擁抱健康的知識，就擁有最強大的力量。

很少人對致病的原因有相關的了解，所以，我要把本書獻給他們，並且幫助他們不再盲目崇拜醫學。

——約翰·提爾頓

這世上根本不需要療法！？

　　自遠古以來，人類就一直在尋找一位救世主，或者說，是在尋找一個療法。孰不知，我們往往會為這些「徒勞無益」的東西付出最大的代價。

　　與其接受拯救，不如以應得的身分得到健康；與其購買、乞求或竊取一個療法，不如不再堆積疾病。疾病，是人類不斷累積壞習慣的結果，而比購買療法更愚昧的事，便是讓自己一直無知的相信療法。

　　拯救與治療的謬誤理論，已把人變成心智的乞丐。人類應該是自救方法的裁決者，也應當是自己的醫生，而不是像奴隸般，聽從那些自有人類以來從未真正解決過疾病問題、也沒發現任何療法的專業人士的自吹自擂。

　　我們聽過飲食療法、均衡飲食、葷食、蔬食及其他飲食法——各式各樣含有化學物質的調理食物，但現今對大眾疲勞轟炸的各種食療的主要元素，盡是些狂熱、偏執、蠢主意和商業話術。多到令人眼花撩亂的健康雜誌和

數不清的健康點子，還有成千上萬篇根本不懂健康為何物、卻想教人如何保持健康的文章，都讓讀者困惑不已。

療法頂多只能減輕痛苦

人們都想得到療法，但其實療法是醫生和邪魔歪道裝模做樣弄出來的技倆，頂多只能減輕痛苦。

所有身體的功能失調症都有其週期，這一點正好讓藥商趁隙而入，宣稱他們用藥把病人治癒。但事實上，所謂的疾病只不過是在「按照它的規則發展」。真相是，世人所謂的「疾病」，其實是一種血液毒素危機，而當毒素被消減到人體的容忍點之下，疾病就會消失——自動恢復健康。只不過，疾病其實並沒有被治癒，因為原因（令人體質衰弱的壞習慣）仍舊沒有戒掉，毒素依然持續累積，等到週期時間到了，下一次的危機便會再度浮現。除非找出造成血液積毒症的原因並加以消除，否則危機仍會復發，直到功能失調演變成器官病變。

整個醫療界老是忙於治療血液毒素危機——治癒再治療（但我質疑這算治療），直到被有毒性危機的某個器官的慢性疾病取而代之。

從正常理解的角度來看，療法根本不存在。因為當我們戒除了令體質衰弱的壞習慣之後，身體就會恢復到正常狀態。如果一個人患有煙毒性心臟病，那麼療法是什麼？當然是不再抽菸。假如我們在賭徒或投身股市的人身上，看到心臟因休克而逐漸衰竭，能用什麼來治療？藥物嗎？不！是消除病因。

每一種所謂的疾病，都是建立在**心理**與**生理**方面令人體質衰弱的壞習慣上。當今各種食物與食療狂熱占據頭條，導致人們以為自己需要一個飲食方法來治癒他們的特定毛病。這個想法普及到讓人以為，某些特殊飲食法能夠治療風濕或任何其他疾病。**然而，飲食或食物其實並不會治癒任何疾病。**

只去病灶，不知病因的現代醫學

斷食、臥床休息，並停止令人在身心上變得衰弱的習慣，體內所累積的毒素自然會消除。**假如被治癒的人能夠「保持原狀」，亦即停止令體質衰弱的壞習慣，並採取合宜的生活習慣，健康便能恢復且持續下去。**這個原則適用於任何所謂的疾病。

沒錯，它也適用於你的疾病。是的，難道你不了解遍布於宇宙間的定律與秩序？這個定律與秩序，從星雲到石頭，從石頭到植物，從植物到動物，從動物到人類，從人類到心智，再從心智到超心智——上帝，都是一樣的。套個概括性的說法：從昨日、今日到永遠，定律和秩序都同樣遍布於宇宙間，從星塵到心智——從電子到心智，都一樣。血液積毒症說明了宇宙定律如何運作於健康和疾病之中，也就是說，一種疾病與另一種疾病是一樣的，一個人與另一個人是一樣的，一朵花與另一朵花是一樣的，麵包裡的碳水化合物、糖、煤和鑽石是一樣的——是的，一種疾病就像另一種疾病一樣，都是可以治癒的，**除非受到毒素影響的器官被破壞了。**

　　舉例來說：假如錯誤的吃法一直持續，酸性發酵作用會先刺激胃黏膜，接著這種刺激演變成發炎，再來是潰瘍，然後是增厚與硬化，最後成了癌症。醫學界一直在奮力找出癌症的原因，但其實它就是發炎過程的尾聲（發炎過程的肇始點，有可能是任何情況的刺激），結局是因為缺乏氧和滋養物而導致退化，而且，在退化的過程當中，敗血性物質進入了體循環，進而建立起一種稱為「癌症惡質症」的敗血性毒害環境。

疾病往往是身體普遍衰弱的表現。在生物演化上有扎實的學習或理解，才能對生理及病理學有所了解，否則理性的方向偶爾會失之偏頗。

外科手術的代價何其高？

現代的醫療與免疫法既空虛又折磨人，它們的基礎是一個愚昧的原理——從疾病的結果去推斷它的原因。假如發現有器官正遭遇血液積毒症各種危機的打擊——可能是胃潰瘍，那就切除潰瘍；可能是膽結石，那就去除結石；可能是子宮肌瘤，那就切除肌瘤或整個子宮。

對於其他的發現，也可能是同樣的做法——他們拿著醫學武器對許多病變大動干戈。這種方式已被大眾普遍接受，認為是有效的疾病療法，但事實上，這只是消除疾病結果的笨方法，而動手術的人對於他們所去除的疾病之原因，根本毫無所知。

在其他本末倒置的情況中，缺乏病因的知識同樣是很普遍的現象。在對各種缺乏症的治療中，實驗室會指出缺乏的要素，卻不做任何嘗試讓器官恢復正常。為什麼？因為醫療科學尚未發現器官無法適當運作的原因，且直到發現原因之前，他們還會在科學上繼續犯下大錯。

如果需要執行九百九十九次非必要的截肢手術，才能磨練出使第一千次手術成功的美完技巧，那麼需不需要高級手術的問題，就必須由截肢和搞破壞課程來回答。

戰爭是必要的嗎？如果拿這個問題去問死於第一次世界大戰的七百四十八萬五千個亡魂，他們的答案會是什麼？若每失去一個人代表五千美元的勞動力損失的話，那麼，世界光在這一個項目上就損失了三百七十四億兩千五百萬美元。外科手術在破壞男性、女性與兒童的身體上，每年讓世界付出的代價也差不多是這麼多！然而，**施行手術的用處，真的好到值得我們付出那麼多代價嗎？**為什麼有那麼多手術都被認為是必要的？這其實是因為人們無知而受到科學狂熱或自私專業人士的慫恿所致。唉！教導人們如何過著避免慢性疾病與手術的生活，怎麼比得上手術那般引人注目啊？

我們都太依賴藥物了

令人懷疑的是，為了得到醫生與江湖術士所提供的緩和劑的緩解效果，病人是否值得養成倚賴這種緩和劑的壞習慣？

過度教導大眾用藥的習慣，早就超越了緩解病痛的

需要。**以藥物來緩解疼痛，絕對是不必要的。**有二十五年的時間我使用藥物，另外三十三年我不使用藥物，這樣的經驗讓我相信：藥物是不必要的，而且在許多情況下是有害的——對於在乎真相的人來說，這是很值得你花時間和精力去了解的事。

連梅毒也不例外，而且我已準備好在任何時間、任何地點向任何醫師委員會來證明我所說的這個真相。

大自然能治病——大自然能消滅梅毒或任何類型的感染，**只要捨棄所有壞習慣，並採取合宜的生活方式。**

悄悄侵蝕健康的「刺激」

所有刺激物的作用都在人們不知不覺中逐漸加深，而平時未曾稍加注意的人並不會意識到他們使用過量的刺激物，所以在發現自己或多或少都會受到它們影響時會感到頗驚訝。

沒喝咖啡就頭痛，就是一例。當人們無法照常在早餐喝到一杯咖啡時，這種事就會發生：早餐過後三到四小時，會出現不明原因的遲鈍或倦怠感，可能會有朋友指出或許是因為沒喝咖啡的關係，但當事人並不確定，直到他

自己親身試驗過幾次之後才確認。有些人的症狀是頭痛，而有些人是一直打呵欠和有壓迫感，原因就是飲用咖啡所引起的心臟無力所導致。

剛開始，刺激物會和緩地消除身體的覺察力——消除疲勞感，並振奮大腦和身體。不過，只要是頭腦清楚的人都明白，使用這種借來的活動力，遲早都要付出代價的。

超額使用身體正常產生的神經能量，會引起心臟無力。老實說，幾乎不會有人的神經能量只消耗在一種用途上。食物是一種刺激物，而暴飲暴食是一種過度刺激，再加上其他一、兩種刺激物——咖啡或菸、縱欲過度、工作和煩惱過度，那麼一個人在耗盡神經能量之後，必然會感到衰弱無力。

若此時實際排除毒素的量遠不及需要排除的量，而導致毒素逐漸累積在血液裡，就會在已被過度刺激的身體上又增加大量的體內毒素刺激，然後形成一個惡性循環。這種複雜的情況就是會令人產生疾病的血液積毒症，它會一直持續下去，直到引起毒素危機（急性病）的毒素降低。然而，血液積毒症又會重新累積並持續下去，除非使身體衰弱的習慣得到控制；唯有所有損耗活力的不良習慣都被消除，否則身體不可能建立起良好的健康基礎。

血液積毒症與血液毒素危機

　　人體在組織建構的過程中（代謝作用），有細胞建造作用（合成代謝）和細胞毀滅作用（分解代謝）。如果被分解的組織是有毒的，在人體健康時（神經能量正常時），它通常能很快地從血液中被排除。然而，當神經能量因身心興奮或壞習慣而被浪費掉時，身體就會變得虛弱無力，一旦身體虛弱無力，排除作用便會受到阻礙，導致毒素滯留在血液中，這就是我所謂的血液積毒症。這種毒素的累積作用一旦產生，就會持續下去，直到導致神經能量損耗的原因被消滅、使神經能量恢復正常。所謂的疾病，其實是人體正嘗試著要排除血液中的毒素，而所有的疾病爆發，都是血液毒素危機。

Chapter 1
血液不積毒
就不會產生疾病

疾病絕對不是自動產生的，而是由於外在的刺激，然後再因血液積毒症而擴大。一旦刺激無法持續下去，毒素就會盡速被消除到容忍點以下，而器官就在刺激與毒素過多兩者間歇發生的空檔中恢復正常功能。

　　醫學界建立了對病因一無所知（除了錯誤與搖擺不定的想法）的大量文獻。雖然醫學含有豐富的科學知識，但無論現在或過去，它皆飽受缺乏切實想法之苦。一般醫生所受的醫學教育，往往脫離了所有他天生應有的常識，但這不是醫生的過錯，而是醫學教育體系的過錯。醫生只不過是一個被教導的機器人，他握有事實（大量的科學事實），卻未能產生理解和想法。福特汽車創辦人亨利・福特懂得的機械原理，也許不比世界上成千上萬的其他技師多，但他卻能運用原理結合想法而成為百萬富翁。可惜世上的眾人手握事實論據，卻空無想法；就如同無數的醫生擁一切所需的科學資料，卻不能將科學知識與常識、人生觀結合運用。

若是對病因沒有明確的概念，療法必定仍然是個無解的謎。

世界上最偉大的臨床醫師詹姆斯・麥肯齊爵士（Sir James Mackenzie）在世時主張：「醫學研究的主要目標是預防與治療疾病。」但如果不知道病因，又怎麼可能預防或治療疾病？

舉例來說，將有疾病之稱的病理產物注入一位健康者體內，以製造輕微的天花或其他疾病，來作為免疫的效果──當然，只有以病理學的思維方式才能想得出這樣的結論──疫苗與自體療法是從疾病的產物而來，而利用疾病本身來治療疾病的想法，是病理學思維的最終產物。只不過，在考量過「醫療科學家為了找出病因而做的所有追尋與研究工作，已造成人們的死亡和瀕臨死亡」這個事實之後，我們發現到：**利用疾病本身來治療疾病，其實存在著矛盾。**

儘管這麼說似乎有些荒謬、可笑，但科學確實已走入了死胡同，而且至今仍急切找出致病原因。

如果預防與治療意謂著製造疾病，這樣的預防與治療當然不好；**如果預防是可以達成的目標，那麼我們就不需要治療了。**

連醫師都不知何處尋求正確知識

　　一直到臨死前，麥肯齊爵士都不斷地致力於尋找預防疾病的方法，我們對他的努力致以無限的敬意。然而，他人生的一大悲劇卻是死於一個他原本能治癒的疾病——只要他對病因的理解概念能夠符合血液積毒症（所有疾病的原始原因）的真相，就有機會治癒。

　　儘管麥肯齊爵士有抱負想獲得專業的、真正的疾病預防與治療法，但直到他去世，連從何處尋求知識的正確概念都沒有，以下聲明足以證明這一點：「我們的問題是如何預防疾病，在能夠採取手段來預防疾病發生之前，我們需要關於疾病的完整知識。」這個主題的關鍵不在於疾病，而是在預防疾病前所需知道致病原因的各種層面。麥肯齊爵士還提出以下關於診斷結果的論述：

　　　　在許多我們所做的一系列調查中，已確診與尚未確診（找不出原因）的案例之間的比例也許有極大的差異，這以醫學現況來說本不該如此。這種比例並非取決於個人執業者的技術或訓練，而是取決於所有醫學知識不足的狀態。來自於研究機構與

私人執業場所的統計記錄之間的相似性，大大地支持了這個觀點。儘管在研究機構裡已提供額外的時間去檢查在一般醫療上無法診斷的案例，特殊部門（診所組織）也在那些案例的研究上提供協助，但答案仍然模糊不清——雖然我們知道在這些案例之中，會逐漸出現末期器質性疾病（器官機能疾病），最後導致比例頗多的住院病患。而且不幸的是，他們許多人的失能狀況原本並不嚴重，是我們的無知使他們陷於病情惡化的困境。

這與我在書中對醫療的無能所做的激烈批判不是如出一轍嗎？

名醫揭露：醫療診斷並未找出任何病因

這使得波士頓的卡博特博士（Dr. Cabot）在不久前才做過的聲明，又鮮明地浮現在我腦海中，他說他自己做過的診斷，事後經由驗屍證明，大約有百分之十五的出錯率。這份聲明出自於一個像他這樣地位的人，實在意義深遠。對我而言，它所代表的是，診斷是毫無意義的項目，因為它等於揭露了：病理結果（生理變化）是由於未知的

原因而產生的。換句話說，**診斷只代表著在發現有病的時候揭露病理結果，對原因卻沒做任何解釋。**

這裡我要再次引用麥肯齊的話：「我們對於疾病的知識太貧乏，連應該採取什麼樣的措施來提升知識都不知道。」一點兒也沒錯，法律並沒有任何理由，將較不具傷害性的緩和療護拒於門外，或是禁止人們對它產生熱忱。然而，究竟有多少聲名卓著的醫生能夠像詹姆斯・麥肯齊爵士這般誠實？

儘管麥肯齊爵士擁有崇高的抱負，卻也無法擺脫他那一行的刻板思想。他所宣告的疾病早期症狀隱匿了致病的原因，而他相信，密集的研究能夠得到真相。但所有的功能錯亂在本質上是一樣的，而且源自於相同的病因，也以各種所謂的器官疾病作為結果——所有所謂的疾病，事實上從頭到尾都是相同的演化過程。

疾病的過程都是「結果」

世人在病理學的研究（疾病的研究）上，投入了領域裡最專精的頭腦，所以在這個主題上必然已有定論。英國人相信（就像所有研究者相信的那樣），對疾病早期症狀更密切、更詳細的研究能夠揭露病因，但我們卻無法達

成目的，其中的一大理由就是**所有的症候群（疾病）從頭到尾都是結果**，即使對疾病過程的任何層面或階段所做的最密切研究，也無法揭露一丁點原因。

也就是說，原因一直、恆久、永遠都一樣，但結果、受刺激而產生反應的對象和病變會不同，當中以病變最反覆無常。舉例來說：胃黏膜炎起初的表現是受到刺激，然後是發炎，接下來是潰瘍，最後則是硬化和癌症。只不過，並不是所有的病因都會演變成這樣的結果，只有一小部分會演變成潰瘍，然後更小一部分才會演變到癌症的階段——症狀演變成急性食物中毒和急性消化不良的患者，比演變成慢性疾病的多。

在疾病演化的階段初期，會出現各種不適的症狀：多少都會有些消化不良、經常性的胃炎（像是胃不適與嘔吐），但不會出現兩個一模一樣的案例。

神經緊張的人所遭受的折磨最多，有些人會出現與緊張有關的各種症狀，像是失眠、頭痛等等。女性會出現經痛與歇斯底里的症狀：有些是脾氣暴躁，有些是癲癇。但另一方面，隨著慢性症狀出現得愈來愈多，有淋巴性體質（因淋巴液過剩而造成活動力遲鈍）的人，所遭受的痛苦反而沒那麼多。

隨著疾病的進展，有些人會面色蒼白並產生惡性貧血，這是胃潰瘍或腸道潰瘍和腐敗蛋白質感染的緣故；有些人在潰瘍剛出現的時候會有嚴重的出血；還有些人會產生惡質症（體力耗弱）與食物積滯於胃部的現象，然後每兩到三天發生嘔吐，原因是幽門閉鎖不全。這些通常都是惡性病例。

阻止疾病繼續發展才是根本

將不同症候群視為不同疾病、施以不同的治療，使我們陷入了診斷的迷宮，讓醫療從業人員感到困惑，並且產生療法上的紊亂。

有辨別力的醫生都應該知道，器官疾病的最初期症狀純粹是功能上的逐漸衰退。就受到影響的器官而言，疾病絕對不是自動產生的，必定是由於外在的刺激，然後再因血液積毒症而擴大。當刺激並未持續時，毒素會盡速被消除到容忍點以下，器官就在刺激與毒素過多這兩者間歇發生的空檔中恢復正常功能。

舉幾個例子：簡單的傷風（流鼻水、頭部受寒）、胃炎或結腸炎，這些感冒、黏膜炎或感染，起初症狀都是

間歇發生的功能性問題，但隨著被激起的病因（局部刺激與血液積毒症）變得愈來愈密集和呈連續性時，這些器官的黏膜就產生了組織結構上的變化，例如刺激、發炎、潰瘍和癌症。病變（器官變化）可能會一直被研究到世界末日都還找不出原因，因為從最初的刺激到最後的結果（惡質症──也許被賦予的名稱是肺結核、梅毒或癌症），整個病理現象就是日益惡化結果的連續性演變。

在病變發展的過程中，也許會發現細菌和所謂的病因，但那些都是偶然、巧合或頂多是輔助性質的因素（以行話來說，就是輔因）。

研究疾病最適當的方法，是去研究健康和每一種有益的影響，以阻止疾病的繼續發展。疾病會腐蝕健康，**任何降低神經能量的影響都會製造疾病**。疾病不可能自我生成，也不可能自我治療，當然更不是阻止自己發生的預防之道。

唯有真理能讓眾人受益

經過多年在醫療診斷叢林中的迷惘徘徊，原因來自於疾病因果關係的普遍臆測、比臆測更糟糕的治療，以及

不停地變得更困惑，我決定要不就放棄這項專業，要不就找出疾病的原因。為了做到這一點，我必須放下醫生的身段和傳統醫學的知識，因為在聽著雜亂無序的見解時，我根本無法好好思考。我決定採納《馬太福音》6:6裡頭的忠告（「你禱告的時候，要進入你的內室，關上門，向你在隱祕中的父禱告。」這裡比喻親近真理）。

根據一般普遍的想法，一個醫生除非花了許多時間在各種醫學協會中並且和協會的醫生做交流、做畢業後的研究、旅遊等，否則是無法讓自己的知識更上一層樓的。如果醫療科學適用於真正的疾病病源學的話，這種想法就沒錯，但由於這些科學的基礎並不包含原因，或充其量只有推測性或看似冠冕堂皇的原因，就像海灘上的沙子一樣不牢靠，所以無法容忍迷惑猶疑的醫生，便不得不逃避那些迂腐學究的錯誤之聲和胡言亂語，直到醫學基礎變穩固。到頭來，他將會被放逐，他的命運將如同撒迦利亞之子施洗約翰一樣——追求真相的真誠探索，往往導致肢刑、火刑、釘刑，或經懺悔而得到特赦，但受害者此時的決定與經神授意的猶太人一樣：「不要成就我的意思，只要成就你的意思。」（《路加福音22:42》，此指要成就真理）或是如美國政治家派屈克‧亨利（Patrick Henry）所宣示

的：「不自由，毋寧死！」另一位偉大的愛爾蘭人的遺言，毫無疑問，是每位自由與真理愛好者的願望：

> 沒有人為我寫墓誌銘，因為沒有一個知道我動機的人敢為我證明。別讓偏見或無知中傷了我的思想，就讓這些想法隨我安息；別在我的墓碑上題字，就讓我的名號被遺忘，直到另一個時代，有人能公平看待我的角色；別為我寫墓誌銘，直到我的國家終於能在地球上與其他國家鼎足而立之時。
> （羅伯・埃米特）

真理比任何人都重要，而且，直到真理被確定了，世人才會開始去正視、紀念其倡導者的重要。上述的解析不是指出真理才是唯一永恆不朽的嗎？人類只是過客。假如有人能發現真理，那麼所有接受真理的人都將受益，而真理往往必須祈禱能夠透過對其友善之人傳達出去。

所有疾病都來自一個原因

我必須承認，我對於冷漠的常規並不十分禮敬，我

所發現的真理也因而飽受波折。在我看來，真理很難吸引謬論煽動者的注意力，除非拿棍子對他們當頭棒喝；而且我呈現事實的風格可能也造成了太大的震驚，導致我所希望的良好結果就這樣消失在他們的反應之中。

我所發現的疾病真實原因，是無可反駁的。這一點千真萬確，我為了呈現這個偉大的真相所做的努力是無可非議的。

當我回顧這一生，憶起為了新信念而摒棄舊信念所歷經的折磨（我曾無數次懷疑自己的精神狀態），如今，我一點兒也不會對於自己曾經及現在所遭受到的反對感到驚訝了。

我所發現到的真相——血液積毒症才是所有疾病的真正原因——浮現得非常緩慢，不只逐步顯現，還與諸多危險擦身而過。

剛開始我相信體質衰弱必定是疾病的一般原因，後來我又判定單純的體質衰弱不屬於疾病，疾病必定是由毒素引起的，而成為疾病一般原因的毒素，必定是自動產生的，而假如疾病的發生是源自於自動產生的毒素，那麼自動產生的原因又是什麼？

我耗費了許多時間拚命想從疾病裡溯本求源，找出

被吸收到體內的毒素，像是吃下腐敗的食物，或是攝取食物後才發生腐敗而產生的毒素。最後我定論，**毒素本身不是疾病**。我觀察到有時候毒素不會致命，有的案例會有反應但很快又完全恢復健康，而有的則一直維持在似病不病的狀態；這在受傷和精神受驚的案例中，也是同樣情況。我花了很長的時間才形成這樣的想法：受到毒害或受傷的身體在尚未被血液積毒症戰勝之前能夠迅速恢復正常，但身體未能恢復正常，會產生疾病體質（某種內部失調），需要某種很偶然的情況使它恢復正常功能。

舉例來說：關節受損往往與風濕有關，而產生於關節受損前的風濕問題早已潛藏在血液裡。

人體在損傷或任何受驚嚇的壓力下所發生的變化，會引起一種伴隨發燒的反應，我不了解那是如何發生的，直到我的腦海裡出現血液積毒症理論的想法，然後疾病的原因就在我眼前輕易且自然地被呈現出來。現在，這個理論是已證明的事實。

歷經多年糾結困惑的思考和「觀察性的等待」，我終於領悟到，所有的疾病，無論本質如何，都是發展緩慢的「病症」；我也了解到，若沒有整體環境的配合，即使是所謂的急性系統性疾病也不可能顯現出來。

簡言之：**沒有血液積毒症，就不會產生疾病。**

我已經知道代謝作用所產生的廢棄物是有毒的，也知道我們未受其毒害的原因是，它一旦產生後就被迅速地從體內移除。因此我判定，當排除作用受到阻塞時，毒素就滯留在血液中，所以我們必須要確定阻塞的原因。最後，我終於想出了原因。我已經知道，當我們的神經能量正常時，器官功能也很正常，然後又想到體質衰弱會導致排除作用的阻塞……所以，我找到了！我找到疾病的原因了！**體質衰弱會阻塞身體要去除在代謝作用中所產生的廢棄物的排除作用，造成代謝毒素積滯**——這就是疾病首要及唯一的原因！

想要擺脫醫學迷信束縛的人，都應該研讀本書。

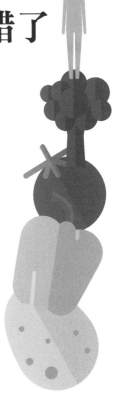

Chapter 2
整個醫學界都搞錯了

醫療科學要成為一門真正的科學，是絕對沒有希望的，因為它的整個結構都圍繞著「疾病」的概念而建立，他們認為：當找到了正確的藥物時，就能治療疾病。

　　在醫學的專業領域之外，不會有人比醫生自己更清楚，為了了解疾病的真相，我們需要汲取更多的知識。在所謂醫療科學的歷史中，從來沒有像過去十年間那樣做了為數可觀的大量研究。

　　但隨著每一次新發現悄然而來的，卻是令認真的研究學者們徹底心寒的必然結果──無可避免的失敗。為什麼無可避免？因為人們在推論自己不適、疼痛和生病的一開始，早就犯下了極端荒謬的錯誤：他認為是他本身以外的事情（非出於本人意願地）使他受到傷害。

從降災到細菌論，都猜錯病因

　　人類是信仰的動物，以前的人會以為，人的病痛也

許是因為在某方面觸怒了某個神明。人類把疾病視為一種存在的實體，這種觀念的演化源遠流長，不是本書能夠在文中附帶說明清楚的。

喜歡探究這類問題的人，也許可以參考那些古老的神話。現代的人們仍然沉浸在已流傳千年的神話傳統中，也就是細菌理論。

細菌理論的出現，便鮮明地印證了人類迷信於鬼神之說！至少人類對於惡魔的追尋得到了回報，他可以為自己所有顯而易見的缺點做出令良心滿意的道歉。

然而，以萬惡的細菌頂替人類自身的罪過，這種情況在歷經七十年之後（指自有細菌理論開始到作者所處的時代）已漸漸勢微。假如我們能正視出於自身的原因，而不要把細菌當做人類因疏失或犯罪而產生罪愆的藉口，那麼，這樣的說法才值得稱許！

當今醫療科學是以錯誤的前提做為基礎，也就是：疾病是由於外在的影響所引發，以及藥物是治療或緩和不適的東西。**「醫療」指與治療有關或施行醫術，任何用於矯治用途的東西都帶有治療、療癒、矯正或提供緩解的概念，但這類的行醫行為都缺乏對病因的明確認知。**「醫療」、「醫學」、「疾病」和「治療」，在我們的認知中

已成了具體名詞，而且塑造了我們的思想與信仰。這些信仰又悍然地將他們的觀念強行灌輸到新學派與追隨者的普遍認知裡，他們也許會宣稱，神經挫傷是所有病變的原因，卻又懶得費心去找出為什麼神經挫傷會造成病變，而不是其他原因。

心理學家不想花力氣解釋，為什麼某個人的憂慮會引發疾病，但在別人身上卻不會；為什麼某個人心懷希望能帶來療效，但在別人身上卻不會；為什麼信仰總是帶來療癒的力量，並且以宣稱信仰不夠堅定來做為解決問題的論據……等等。

沒有什麼比人愚弄自己更愚昧。

找到藥物並不能治療疾病

為什麼並非所有的新學派思想都會回歸到它們的源頭思想？這是為什麼呢？只要「把疾病看成是一個事實、一個個體、一個存在」的這個想法一直根深蒂固地存在於腦海裡，那麼，即使是從事研究工作的人，在實驗室裡也會受到常規認知的控制與引導。這就是每一個看似了不起的發現，之後很快就被證明是錯誤信念的原故。

醫療科學要成為一門真正的科學，是絕對沒有希望

的，因為它的整個結構都圍繞著「疾病」的概念而建立，他們認為：只要找到正確的藥物，就能治療疾病。

我想要做的，是指出醫療科學上常見的一般缺失，那麼，也許人們就能夠看出，科學光環哄騙他們相信的疾病與治療究竟有多荒謬。然後，我要對所謂的疾病的原因提出唯一有效的合理解釋，希望藉著新舊的對照，能夠啟發一些人去加以思考並建立新的想法，然後取代舊有的傳統思想。

細菌狂熱之始

直到血液積毒症被發現，以及我對它做詳盡解說之前，它並沒有一個真正的醫學原理。疾病的原因與治療，一直混雜著猜疑與推測的結果，並且困惑著每個世代裡大多數有心向學的醫學菁英。

具備醫學知識的菁英，在過去不曾像今日一樣，那麼地專心致力於研究工作，努力想找出造成疾病的直接原因。然而，他們註定要失望了，因為打從一開始他們就錯了。為什麼呢？

他們在研究致病原因方面所做過的一切研究工作，都是評論性研究和檢驗結果，而任何一個頭腦清楚的人根

本不會相信：一個結果會是它自己發生的原因。沒有人相信無生源論（spontaneous generation，指生命是「自然發生」的），而且這個理論最終是由巴斯德（Pasteur）發現細菌是發酵的原因而被擊潰——這個發現影響深遠，造成了醫學界的騷動，並掀起對每一種流行病研究的狂熱，讓理智失去了平衡。

「細菌是主要或直接的致病原因」這個事實的重要性，不管願不願意，都不容置疑地被接受了，每個人都神魂顛倒地為之著迷。當信仰在瞬息之間改變的時候，不迎合大眾的想法是件危險的事，因為反對或保守的聲音會受到壓抑或排斥。

我們都把疾病和症狀搞混了

細菌狂熱的風潮延續了二、三十年，但它現在已變成過去式，而且很快將形同被棄置的理論。

人們在到處尋找疾病的原因，好像它和已故的詹姆斯・麥肯齊爵士一樣是個大人物似的。爵士在《聖安德魯臨床研究中心報告》第一集裡聲明：「我們對於疾病的知識太貧乏，連應該採取什麼樣的措施來提升我們的知識都

不知道。」另外，他又寫下這段話：「疾病只透過它所製造的症狀向我們證實它的存在；由於我們對病患做體檢時的第一步就是偵測症狀，因此疾病的症狀成了我們研究的主要目標。」

詹姆斯爵士在世時，也許是英語世界裡最偉大的臨床醫生，雖然他沒有長壽到活過「疾病是存在的實體」及「發現疾病的方法是追溯症狀源頭」的迷信年代。

假如一個症狀被追溯到它的源頭，那又怎樣呢？我們追溯疼痛到它的源頭，發現它來自於頭部，但是，頭又不會引起疼痛。

然後我們發現充血的症狀——頭部有太多血液，所以是頭部的血液過多所造成的壓力，進而導致疼痛。那麼壓力一定就是疾病囉？不。那麼過多血液（充血）才是疾病嗎？頭部有過多血液固然是一項原因，但造成充血的原因是什麼？我們發現疼痛是症狀，而壓力導致疼痛，這也是一項症狀。頭部有過多的血液因而造成壓力，這又是一項症狀。疼痛、壓力、充血，這三者**都是症狀**。

當血管壁變得脆弱時，壓力使其中一條血管破裂，然後腦溢血造成中風、死亡。那麼血管破裂是疾病嗎？不。那麼腦溢血是疾病嗎？不，它是症狀。那麼死於腦溢

血才是疾病囉？假如腦溢血沒有嚴重到足以致死，但確實造成了某種程度的癱瘓（而且可能有很多種類型），那麼癱瘓就是疾病嗎？

這麼看來，我們豈不是一直在從頭痛到癱瘓這一連串的症狀上繞圈子？我們根本沒找出這所有症狀所指出的疾病，而根據詹姆斯・麥肯齊爵士的說法，**疾病只經由症狀向我們展示它的存在。**

現在我們有一連串的症狀，始於疼痛，終於腦溢血和死亡或癱瘓，但對於病因的了解卻沒得到任何啟發。任何其他的連鎖症狀，例如胃部症狀，雖然最後證實的結果是幽門癌症，但在各個階段的症狀呈現上，也不可能提供關於疾病的更多啟發。

循著症狀根本找不到病因

我們在任何連鎖症狀中的第一個徵兆，是不適或疼痛。在任何類型的胃部變病裡，我們都會感到疼痛，而且多少因食物而加劇。隨之而來的，或其實更常發生於之前的，是黏膜炎，或者是我們所稱的發炎或胃炎。胃炎持續發展，黏膜層也隨之增厚，然後產生潰瘍。這會被稱作疾病，而且被視為胃潰瘍，但它只是原始黏膜炎與疼痛症狀

的延續。潰瘍可以去除，但發炎和疼痛的症狀依然持續，然後又產生其他的潰瘍。這種狀態最後演變成胃幽門孔的硬結或硬塊，當這種情況發生時，多少會對胃內容物的向下排出造成阻礙，因而引起偶爾的嘔吐，於是透過檢驗之後發現癌症。

如果我們從一堆症狀中首先開始的疼痛和胃黏膜炎做分析，就會發現一連串的症狀。首先被注意到的症狀是疼痛，從檢驗中，我們發現胃部有黏膜炎的情況，而黏膜炎並不是疾病——它是一種症狀。胃黏膜持續發炎，黏膜層隨之增厚，最後形成潰瘍，但潰瘍不是疾病，它只是發炎症狀的延續。就算潰瘍被去除，但並未消除疾病，充其量只是去除一種症狀。這些症狀持續發展，直到幽門增厚和硬化，也就是發展出所謂的癌症。然而，我們從一連串症狀的開始到結束，都沒有任何發現。

即使切除癌腫瘤，我們對於疾病的問題仍然沒有獲得解答——畢竟，癌症是最終的症狀，而不是一開始的症狀的原因。

看似病因，其實只是一個症狀

任何其他所謂的疾病，都可以運用同樣的方法去理

解。大體上，疼痛和黏膜炎是首先發生的症狀，醫生和病人由此可知身體出了問題，但疼痛和黏膜炎並不是疾病。當找到疼痛的原因時，我們會發現它也只是症狀而非疾病，一直往下尋找下去，情況都是一樣。

難怪做診斷的醫師在疾病的探究上感到相當疑惑，因為他們都把症狀和疾病搞混了。**事實上，我們不可能指著一連串症狀的最後一個說：「這就是疾病。」**在這項分析的一開始，我們指出了頭痛不是疾病，然後在結束時發現腦溢血或中風也不是疾病——它只不過是原始症狀的延續罷了。

「疾病只是透過它所製造的症狀向我們證實它的存在」這項聲明已默默指出疾病與症狀的區別，以及我們也許能透過症狀而發現疾病。但是，當我們一路追蹤症狀去找出疾病時，卻遭遇到已經抵達山頂的登山者困境——又發現了其他山峰，而且一峰還比一峰高。

疾病與治療是兩種過時的假定

麥肯齊爵士在治療疾病的探究中遭受挫折的事實，可從以下我之前提過的報導引文中瞧出端倪：

許多疾病都被視為危險的自然災害，而人們也因此做了許多嘗試去對抗這種危險，但是，他們對於疾病的本質卻沒有正確的認知，特別是麻疹、流行性感冒、猩紅熱與白喉等流行病。結果，對於罹患這些疾病的人，每次提供給他們的個人治療，所依據的都是相同的普遍方案，一點兒也沒有針對個案做特殊的考量。

　　因此，我們得到的是經驗法則的治療，關於這一點，我們可以從血清或疫苗的盲目使用上得到事實驗證：也就是說，在流行性感冒肆虐的期間，一定會有人高呼需要一個普遍性的治療方法，於是就有人做了許多嘗試去滿足這種呼聲，也就是所謂的特效藥和疫苗。

　　當許多的權威專家宣布與危險的疾病奮戰，卻對它們的本質毫無認知時（即便有細菌理論的存在），有智慧的人應該就看得出來，細菌理論顯然有所欠缺。不過，當必須有人想想辦法卻沒有更好的發現時，人們還是同意「也許可以不加區別地任意使用血清與疫苗」。

　　「經驗法則」是支配所有關於症狀、疾病，以及這

兩者的原因與治療的所有想法的法則。這一點太過明顯，只要是頭腦清楚、不以科學空談做為掩飾的人，都能夠察覺得出來。

醫學應該是要建立在健全的科學基礎上的！只是，當解剖學、生理學、生物學、化學及所有與人類科學有關的附屬科學，都已發展到完美的境界時，所謂的症狀學、疾病、診斷、病源學及疾病的治療等科學，卻都倒退到以盲目崇拜為基礎。我們觸目所及的是，實際的科學與迷惑和迷信混淆的不和諧畫面。

疾病被當作一種實體，在這種觀念下，隨之而來的必定是另一種荒謬的觀念：治療。令研究學者困惑的無數文獻，就以這兩種過時的假定為中心來擴展。

英國哲人赫伯特・史賓賽（Herbert Spencer）說：「當一個人的知識失序時，他所擁有的知識愈多，就愈感到困惑。」對於當前醫學理論和常規的唯一形容，就是一塌糊塗。當然，醫學會隨著時間而累積智慧，這是最廣博精深的行業之一，所以學醫的人就能因此而驕傲地展示他們領域當中的名人榜（一長串已故與在世的名醫名單）嗎？是什麼令這些人成名（同樣的因素也令領域外的其他人成名）？答案是個人價值與教育。

美國前總統富蘭克林‧羅斯福（Franklin Roosevelt）並不是醫生，但是他像醫生一樣偉大，因為他能用自己罹患的脊髓灰質炎來忠告那些已經生病和尚未生病的人。他對真相似乎有一種洞察力，我敢說，他的識別力就是突顯他的優異、使他在任何時候都不同於一般大眾的獨特領袖特質。他們那種人具有對整個人群潛移默化的力量——在如「所多瑪」與「蛾摩拉」等任何罪惡之城中都找不到的人格特質。

疾病多元分類法的荒謬

十八世紀的時候，有一位優秀的才子——班傑明‧羅許（Benjamin Rush，不是簽署獨立宣言的班傑明），他是一位醫生，為醫療科學帶來卓越的成就。他的成就已經遠超越醫生一職，他所留下的思想種籽，假如有影響到醫學界的話，就能使醫學思想井然有序，並且防止了今日的混淆疑惑。他留給我們的金玉良言是：

疾病的分類法已造成許多不幸……疾病和發燒是同樣一個單元……疾病不該因發生的部位和程度

不同而再區分成不同的疾病，就像照射在我們星球
上各種無數的光和熱效應，不該被區分成由數個太
陽所造成的不同結果。

　　整個藥物學（materia medica）都受到疾病命名
法毒瘤的感染，因為每一篇相關的文章都僅以對照
病名的方式來指出疾病……若能拒絕人為安排的疾
病命名法，醫學界勢必興起一場革命……透過這種
方法，通往醫學知識的道路將被縮短，那麼年輕人
就不用像以前一樣花那麼多時間和力氣才有資格成
為一名執業醫師，而能像小孩藉著羅馬字母的幫助
閱讀或寫字──比學中國象形文字簡單得多。

　　對於疾病的多元分類法，科學應受到強烈譴
責。它在醫學裡的角色，就像多神論在宗教裡一樣
的矛盾。當疾病從一個原因開始發展，醫生把發生
於相同人體不同部位的不同反應視為不同的疾病，
就像印地安人或非洲奴隸把水、露珠、冰、霜和雪
看成是本質上不同的東西一樣。而把身體每個部位
的疾病影響（無論其形式或程度多麼不同），都視
為同一起源疾病的醫生，就像認為露珠、冰、霜和
雪都是水在缺乏熱度下之型態的哲人一樣。

對於醫學中的這種邪說信仰，人文科學也應該受到譴責。也許，在醫師停止以疾病名稱開處方籤來增加死亡人數之前，作為死亡工具的劍可以永遠地收在劍鞘裡了。

　　疾病的遠因只有一種……這些論點被廣泛地應用，而且，假如得到適當的注意，會將我們從醫學上長久累積的一大堆錯誤中解救出來；我指的錯誤是對疾病遠因所做的疾病命名法，它是我們科學垃圾中最令人反感、傷害性也最大的一部分。

　　能以一項原理治好一種疾病的醫生，也許能以相同的方法治好人類身體的所有疾病，因為它們的原因都一樣。

　　醫生開藥方的方式可分為兩種，一種是依據特定疾病的種類去開藥方，另一種是就順著一般的原理去開藥方。這兩種醫生之間的知識差異，就像我們獲得了大自然中如同天空一樣廣闊的知識，但一種人從井底往上看，只看得到幾呎的幅度，而另一種人從山頂上眺望，卻看見了整個蒼穹。

　　我曾很輕易地相信，大自然的創造者意欲給人的唯一飲品不是水，而是水果酒；我也曾相信，跟

健康和整個城市或國家有關的知識，應只限於某一種階層的人才能擁有——少數或特許人士。

在醫學中沉睡已久的理性與人性，從以上對這些因素的簡短回顧中甦醒過來，並且團結起來宣告，是時候讓醫生把治療到處肆虐的流行病方法交到一般人手上了。

每天的分析與探究工作，使我們相信自己對疾病的根源有多無知，令我們對自己所開的藥方感到面紅耳赤……因為根據的是假的事實，所以我們犯了多麼可怕的錯誤，請容我說那些都是錯誤的理論！我們都是將疾病多元分類的幫凶，不僅如此，我們還增加了人類的死亡數。

我會毫不猶豫地在此以公開的方式，承認我們在專業上的缺失，乞求大眾原諒。我追尋真理，假如真理是我的導師，我只求心無旁騖地專注在我所被導引的道路上，而不在乎被導引到哪兒去。

「病痛」從來沒有「折磨」我們？!

奧立弗·霍姆斯（Oliver W. Holmes）醫學博士以莊

嚴、尊重的態度看待專業。他是一位博學的文學之士，他的一生比他的專業更了不起。他曾說過：「我堅信，假如所有的藥品都沉沒到海底，一切只可能有利於人類而不利於魚類。」

然而，假如未來的知識分子閱讀的是他閒逸的《早餐桌》系列（Breakfast Table Series，奧立弗‧霍姆斯所著，是醫學教育大師威廉‧奧斯勒〔William Osler〕建議美國年輕醫師必讀的睡前人文「床頭書」之一），那麼他們對霍姆斯為女性極力爭取、反對醫生以骯髒的手接生和內診，以及所招致的後果——產褥熱——將一無所知。

《處之泰然》（原本是威廉‧奧斯勒針對醫學院畢業生的演講，認為醫師很重要的特質就是「處之泰然」）這本書總是令知識分子記住威廉‧奧斯勒的名字，而他的《醫學的原理與實踐》（當時有名的醫學聖經，使醫學生體認到人類對疾病認識仍相當有限）卻只在罕見書的書店裡才能找到。諸如奧斯勒這樣的大人物們，為了避免平庸的醫學沉沒在被遺忘的汪洋中，竟不惜以他們超然的人格與文藝的筆觸來粉飾醫學謬誤。

從古至今，只有最縝密的智慧之士才能察覺出關於疾病原因的真相，而這些努力已大大駁斥了醫學上的荒唐

和愚昧之事。「無名氏」在《美國文明》（Civilization in the United States）的「醫學」專欄中所發表的文章裡，描繪出一幅關於醫療藥草的駭人景象。

前面已經提過，不按照科學方法的自然醫學與醫生，這兩者反科學特質的主要形成原因之一，在於他們過度自信地輕信於某人或某事，以及無能於獨立思考。這個論點得到醫生菁英分子的支持，並發表於《美國國家科學院期刊》（National Research Council）中。

透過多少還靠得住的心理測驗，我們發現這些人是所有專業人士中智商（在知識、理解、判斷、學習、思考、創造力等方面的能力）最低的，只有牙醫和馬醫除外，牙醫和馬醫的智商只少了百分之十，但由於所運用的定量方法必定含有百分之十或更多的實驗誤差，因此這兩種職業較卑微的專業人士，不見得就沒有相等或甚至更高的智商。值得注意的是，工程師的智商排名第一——事實上，他們比醫生還要高出百分之六十。

如此大的差異，激起了心理學探索的興趣。醫

生可悲的缺乏智商，難道不是因為缺乏要求嚴峻知識科學之故？許多的情況結合在一起，促使醫生成為一個智力發達的騙子。幸好對我們而言，大多數疾病都是自限性的（指疾病在發生、發展到一定程度後能夠自動停止，並逐漸恢復、痊癒，而不需特殊治療——只需對症治療或不治療，靠自身免疫就可痊癒的疾病），**但醫生會把這種自然的自癒變成他個人的功勞**，譬如說他治癒某甲，但實際上那是自然的傑作。反過來，萬一某甲死了，好的醫生會表現出一付誠摯的樣子說，雖然他的技巧高超，也盡了最大努力，但某甲就這樣撒手人寰，一定是上帝（或大自然）的旨意。

然而，工程師可就沒有這樣的企圖了。工程師搭一座橋或蓋一棟大樓，任何在計算上的錯誤或建築失誤，必定會導致災難，而這種災禍一旦發生，他便馬上信用破產並且銷聲匿跡，所以工程師所被要求達到的高標準，是醫生完全無法想像的高超智慧與嚴格訓練。

愛挑剔的人也許會思考以下這句話：「醫生反科學特質的主要形成原因之一，在於他們過度自信地輕信於某

人或某事，以及無能於獨立思考。」我認為他的意思是：醫生無法獨立思考。畢竟，如果醫學——不論科學或不科學——會思考的話，也許就會希望自己能置身於今日的混亂之外了。

唯一能讓醫生免於上述控訴的，就是他們並沒有在疾病的原因與治療上受到檢驗。就算一般醫生低分飛過「靠得住的心理測驗」，也不能證明數年前讓許多醫學院倒閉的高等教育有多好，但這些心理測驗也許適合省略智商因素的教育標準。智商就像疾病的原因一樣，它是一種自然的力量，可以運用於適當的環境中，但不能特別排除任何人而被獨占。葛萊斯頓（Gladstone）在小時候曾被幫他做心理測驗的老師放棄，宣布他無藥可救，但後來他卻以八十六歲高齡，意氣風發地解譯維京符文。

對於科學測驗的結果，我們不應該太認真，因為其中大部分是科學的推斷與臆測，但我的這項忠告，在五十多年前曾被紐約人壽保險公司拒絕。

「無名氏」寫得非常好，而且由於帶有反傳統的調調，所以他的風格很吸引人。不過因為他是用匿名的方式批評，所以沒有遭受譴責，否則他將成為眾矢之的。依我看，他就像任何標準A類型的專業人士一樣脆弱。

他在醫學上的學識，顯露於他所說的這句話：「所有折磨我們的可怕病痛，其中有一些也許能施以療法治癒或改善。」這句出自於一位已經死了一、兩百年的醫學人士之口的話，語氣也不比我們現代從事文學著述的「無名氏」醫生更肯定。

「可怕的病痛」從來沒有「折磨我們」。如果我們遭受疾病的折磨，那是我們自己累積出來的，而讓我們五體恢復健康的方法，就是停止累積病痛，然後我們的潛意識自會忙著清理內務。

療癒是大自然的特權

「無名氏」原本不會做出一個十分荒唐的聲明，要不是他說了：「其中有些也許能治癒。」這是醫療科學裡備受攻擊的言論中較溫和的說法。我猜他的意思是，有一些偶然的可能性，少數病痛能被治癒。不過，「病痛」或疾病能被治癒，是錯誤的觀點。大自然（我們的潛意識）擁有完全、獨占性的治療力量——癒療是大自然的特權，而且她不能（如果她想的話）把這種獨有的權力傳授給醫生或醫學界的學術機構。

那些力量所賜予的財富是多麼輝煌耀眼！若醫療商業主義在癒療或治療疾病上擁有獨占權，會是人類多麼沉痛的景象！然而，醫療商業主義在販售它形形色色、帶著偽裝的療法時卻做得非常好，只不過，一旦人類對於真相完全覺醒的話，原本德高望重的傳統醫療系統會被免除職權、被迫歇業——包括員工、卑鄙之徒，以及所有人。

「無名氏」擔心「其中有些也許能治癒」的主張太過激烈，所以還修飾性地加上了「改善」一詞，這在醫學的說法上代表的是緩和、緩解……等等。

事實上，這就是關於所謂的醫藥或療法的全部真相了——**治療或驅除疾病與復元的力量，全部都存在於潛意識裡，而且只牽涉到個人。**當人們得知這個真相時，將會知道施用醫藥（藥物、血清、疫苗、手術、進食以維持力氣……等等）的治療與緩解都是多餘、不必要的，而且反而造成阻礙與破壞。

緩解劑是血液積毒症的根源

在用我們已知的知識批斷過「無名氏」並推測他的立場之後，我們仍然要引用他所說關於「折磨我們的可怕病痛」的其餘內容。他進一步宣示：

有同樣一小部分（病痛）被手術的干預改善或消失。不過，儘管因手術而獲益的病例相當稀少，外科醫生的數量仍如雨後春筍般迅速增長。巴斯德的重要發現，以及這些發現被李斯特（Lister）發揚光大的運用，很快被美國人抓住機會利用。布爾（Bull）、霍爾斯特（Halstead）、墨菲（Mruphy）、梅堯兄弟（Mayo）、卡辛（Cushing）和芬尼（Finney），是世界上任何國家都會承認有資格擠進最優秀外科醫生之列的人。事實上，也許有人說過我們在製造外科醫生方面能夠領導世界（使用適當的美國主義），就像我們在製造汽車、嬰兒車和復古家具上的成就一樣。

「有些疾病也許能夠治癒或改善」。依我看，絕不會治癒，而且改善的手段就是建構疾病的一種方式。

我有一位很嬌弱的女性病患，被偏頭痛折磨了二十二年之久，並且在二十二位不同醫生（有些是聲名遠播的名醫，其中一位還是國際知名精神科醫生）的指示下，多少服用了些緩和劑；大部分醫生都說她無藥可醫，但如果她的生活型態改變了，頭痛也許就會停止了。

這是一種「靠不住」的猜測，因為她聲稱自己停經以來的這兩年，偏頭痛比以往更嚴重了。無論那十五、二十位醫生在她長期偏頭痛的問題上做了多少心理建議，但就是沒有一人敢肯定的說，她何時能康復。

緩解劑往往使人失去活力，並且造成血液積毒症。這名女性曾以皮下注射嗎啡（一種糟糕透頂的療法）來獲得緩解，應該要立法禁止這種不當的治療。問題是，大多數人絕不會用禁止法案來做繭自縛。

以藥物抑制疼痛，只會發生排毒危機

我的處方是：別在家裡抽菸（她的先生是一個老菸槍）、臥床休息、斷食、每晚坐浴和灌腸，直到週期性的頭痛不再發作。

頭痛的週期是每週一次，從星期二開始直到星期五為止，把她折磨得筋疲力盡。我給她的指示是洗熱水澡以獲得完全的舒緩，即使需要花一個小時的時間。病人在給我看診之後，她的週期性頭痛只發作過一次，花了四十五分鐘泡熱水澡就緩解了。

她先生對她的頭痛在二十二年來首次不藥而癒，顯現出熱烈的興趣。看著他欣喜若狂的反應，我說：「你抽

菸和醫生用藥，都要為她將近四分之一世紀以來遭受不必要的折磨而負責。」

以藥物抑制任何種類的疼痛，會阻塞排除作用並妨礙人體器官的自我排毒。在這個偏頭痛的案例中，每次當醫生砰一聲關上注射室的門，並**以嗎啡抑制疼痛時，就發生了排毒危機。**

沒有壞習慣，包准不生病

我的處方與他們的指示相反，它開啟了所有的門，結果病患在一次頭痛並以熱水澡緩解之後，就不再發生同樣的狀況。

當然，我後來也對她的飲食和其他習慣稍做修改。沒有壞習慣，包准不生病。

大約在同時，我也向另一名十六年來為每週發生的偏頭痛所苦的女性提供建議（就像第一個案例一樣，她接受過許多醫生的診療），並告訴她在改變生活方式之前沒必要尋求療法。那名女性在放棄緩和劑並改變一些日常生活習慣後，同樣也只發生過一次週期性的偏頭痛。

這兩名病患遭受了「可怕的病痛折磨」，而且是以無法察覺、簡直是犯罪性質的醫療行為來維持它「可怕」

的感覺——當然，那也是擁有一流大學文憑的醫生們所幹下的好事。

　　我利用這兩個案例來闡釋「無名氏」所說「有些疾病也許能夠治癒或改善」的意思。偏頭痛不是被治癒的，如果用藥物麻痺，就像上述兩個案例一樣，那是改善症狀，所以在為這種做法命名時應該使用別的說法。

Chapter 3
疾病是
大自然的內部清潔

拜血液毒素危機一再反覆發生所賜，所有所謂的疾病讓併發症愈來愈多。

根據毒物學，每一種所謂的疾病，也就是血液毒素危機，指累積在血液裡的毒素超過容忍點；至於危機，也就是所謂的疾病（也許叫「流感」、肺炎、頭痛或傷寒），則是一種替代性排除作用（vicarious elimination）。大自然會盡力地幫身體擺脫毒素，任何在排除作用上阻礙這個努力的治療，就是在阻撓大自然自癒的努力。

藥物、進食、恐懼和不停地工作，都會妨礙排除作用。感冒會發展成慢性鼻黏膜炎；「流感」也許被迫處於受感染的風險中；假如分泌作用被藥物阻塞住，肺炎最後也許會致命；頭痛的狀況我們已經知道了；傷寒最後也許會演變成敗血症，如果病人沒因此死亡，病情可能會拖延很久。

以上的例子屬於「有些案例也許能夠治癒或改善」的情況。但是，當主治醫生知道每一種所謂的疾病其實是代表有血液毒素危機（大自然的內部清潔——排除毒素）

的併發症，情況就不一樣了，假如沒有藥商的毒性藥物干擾的話（**那些藥物要極力摧毀潛伏在身體某處的假想敵，但其實正是藥商的療法或緩和劑造成體質羸弱的惡化**），大自然便能妙手回春。

生一場舒服的病

如果醫生願意「**觀察性的等待**」和「**袖手旁觀**」，就會很開心的知道，自己並無法治癒任何疾病，他只需看著病人透過排除作用甩掉所有症狀就好。

病患在大多時間會感到很舒適，當被問到感覺如何時，他會說：「我覺得很好，我很舒服。」不過，病患在用藥和進食時，絕對不會這樣回答。

是的，當身體沒有受到醫療專業好管閒事的干涉，病人在度過排毒危險期而康復後會發自內心的說：「我生了一場舒服的病。」大自然與人本無仇怨，極大的痛苦、慢性與致命的疾病，都是病人積習難改，以及不停與假想敵纏鬥的好心醫生所造成。

疾病必須被根絕的觀念太深植於人心，使人們無法滿足於保守療法（相對於手術等有創療法而言）。「我們必須

採取行動，即使代價是付出生命，就像每年成千上萬的人所做的一樣」──這種甘願死在醫學迷信祭壇的執念，正是基礎醫療科學沒有實質進步的一大主因。當人們要求接受真正的教育（而非藥物治療、疫苗和免疫法）之時，他們就會得到他們所想要的教育。

難道醫生就無事可做了嗎？是的，醫生應該帶著笑容進入病房、說些鼓勵的話，別擦香水，要打扮得整齊清潔，表現自然，不要裝腔做勢。醫生不該高談闊論前一晚為多少產婦接生，或者過去十年來接生過多少案例，病房並不是合宜的專業議事廳。醫生應該讓病患對他有信心，如果他說了太多膨風的謊言，那麼病患終究會知道，並扼殺掉他們對醫生的信心。

醫生應該要建議病人每天灌腸，如果需要的話，找個東西暖腳；完全保持安靜，不要吃東西，液體或固體的都不行，當然不能服藥，但該喝的水還是要喝；晚上洗個溫水澡，疼痛時泡個熱水澡，有必要的話盡量常泡澡以確保身體舒適。

休息、溫暖、新鮮空氣和安靜，就是治病良方。然後醫生也應該**教育病患如何養成適當的生活習慣**，以避免未來可能發生的血液毒素危機。

開始實踐這種養生法之後，大自然醫生才能得到完全的掌控權，「無名氏」的悲觀主張「有些疾病也許能夠治癒或改善」，就可以修改為「所有所謂的重大疾病都能夠治癒」，然後病人就能保持在被治癒的狀態——只要他學會控制導致他血液毒素危機的壞習慣。

　　只要能確實執行這一點，所謂的慢性疾病便永遠不可能發生。

控制血液積毒症，症狀就消失

　　癌症、肺結核、布萊特氏症（Bright's disease，一種慢性腎臟炎）及所有慢性疾病，都曾經是輕緩而無害的傷風，然後一再復發、又一再緩減；**每一次都伴隨更嚴重的體質衰弱，以及又再擴大對毒素的容忍度**（容忍度變大，就會累積更多毒素而不自知），然後就需要產生更多的黏膜，以消除毒素。

　　為了找出疾病的原因，人們勤奮不倦地進行科學研究；但疾病的開始其實因人而異，這就是研究學者們會遭遇慘敗的原因。

　　拜血液毒素危機一再反覆發生所賜，所有所謂的疾

病讓併發症愈來愈多，它們不會獨立存在。一旦血液積毒症被控制住，症狀就會消失，除非某一個器官已經受到無數血液毒素危機的影響而退化。但即使發生了器官上的變化，只要那個器官沒有受到破壞，仍然可以靠著矯正生活方式和擺脫原因（血液積毒症）來克服困難。

一般人在找尋癌症的原因——先從感冒和黏膜炎開始，接著觀察病狀，一路從刺激、黏膜炎、發炎、硬結、潰瘍，然後到癌症——就像試著找出一個人的動機卻忽略他的初成胚胎、胎兒時期、兒童時期、成人時期等。這些所謂疾病的所有症狀，都有一個共同起源，也就是**萬病同源**。一切事物都有一致性，這就是大自然的計畫。多神論已被拋棄，因此所有附和它和源自於它的一切事物，也必定會消失。

很少有人能夠認識到，自己的障礙是否有可能已被消除——那個障礙就是舊信仰與群體本能。

血液積毒症的學說基礎，是建立在「沒有療法這種事」的真相之上。在這方面，它不同於所有所謂的治療體系。每一種根據治療學所做出在治療上的矯飾之言或保證，都是虛妄的。然而，並不是所有人都能領悟這一點，除非人的理性能夠允許自己去吸收這種想法。

別再因破壞身心法則而患病

習俗與迷信握有發言權，而且它們不願意坐下來傾聽另一方的聲音。

許多人學得很慢，有些人一點兒也不想學習，也有些人對真相已失去知覺。

每一個世代裡都有頭腦如牛車（比喻頭腦混沌）的人。最近在田納西州達頓市所發生的事件，應該能夠治療那些以為世界已走出迷信的人的一廂情願。

我這一輩子都在積極努力地對抗各式各樣的醫學迷信，而且我知道，真正思緒清晰的人根本寥寥無幾。有許多人恭維我在醫學論題上的清晰理性，但是，一旦我跨越界線，進入到他們的倫理、道德和神學禁區，他們便會以再明確不過的字眼提醒我的越界。

不過，藉著宣稱我是一個無宗教信仰者（以對宗教的厭惡感去滿足某個特定階層的一種詞彙），我的專業便能夠很快地融入我的論說了。那麼，無宗教信仰者又是什麼樣的人呢？是排斥愚昧習俗的人。基督不是曾經拒絕接納耶和華的狂熱信徒嗎？

一般人喜歡舊有的解釋勝於「時髦」的定義。除非世界對單一字典、單一聖經、單一神達成一致的意見，否

則這種小題大作的誤會風暴仍會持續興風作浪，將被攻擊得粉碎的原教旨主義者送上天堂，並將仔細剖析的現代主義者送下地獄。

當然，是神創造了人類，祂創造了一切。但是，為什麼沒有人去查明神是如何創造人類的？想必信奉者會用「把榮耀歸於神」來解釋祂的做法，但這與接受一個至今仍不成熟的詮釋一樣毫無用處。

當我們知道人是如何被創造出來的時候，我們就會了解**人存在的法則**，以及人其實可以不必死於中風、膽結石或腎結石、動脈硬化，或任何其他因破壞身心法則而造成的所謂疾病。

假如我們要對自己的孩子盡義務，那麼我們是應該教導他們：人存在的法則以及如何尊重那些法則？或是走上前人的道路，讓他們因為破壞存在的法則而生病、並且摧毀自己的健康，然後召喚一位能夠除去上帝錯誤的外科醫生？

又或者，你因為過於狂熱或偏見太深而無法好好思考，那麼就付錢找一位外科醫生來切除錯誤生活方式的結果，然後放任你的病因繼續滋長？

讓我們來做點簡單的推理。我們會對「無限」這個

詞彙產生敬畏的心理。無限是相對於我們有限理解力的無限性，這是個相對的詞，而且並非十分明確。

但隨著經驗的增長，我們曾經有限的理解力，會呈現出更寬廣的視野。每一個人的無限性都是個人特有，且因所有其他人的理解而異。我們無法思考無限的事情，我們也不應該嘗試，因為，我們只要知道少量鹽的分析結果，就會知道世界上無限量鹽的分析結果。這個道理對所有的元素而言都是一樣。

如果我們知道一磅奶油的分析結果，我們就會知道世界上所有無限量奶油的分析結果；如果我們知道關於一個人的一切，我們就會知道關於所有人的一切；如果我們知道什麼是有限的愛，那麼我們就會知道無限的愛也有相同的性質。

我們應該要腳踏實地，並且確信：所有的世界就像我們的世界一樣。

透過一種疾病了解所有疾病

我們經由對一部分密集的研究而知道全部；如果我們了解一種疾病的全部，就能了解所有疾病的一切。

我們要告訴讀者關於血液積毒症的一切，那麼讀者

就應該知道所有疾病的一切，因為血液積毒症正是所有疾病的基本原因。

　　我們不從任何主題最重要的地方開始，而應該從基礎開始，然後逐步發展。我們有限才智的一般理解方式，是完全接受、信賴無限性，接著發現那個需要去理解的東西與我們原本的觀念不一致，於是我們的信念受到震撼、我們信仰的高塔自我分裂，然後傾倒。這就是觀念的歧異，我們必須轉換我們的信念，相信「理解」是通往所有知識的道路，如此才能調和我們的信念和知識。我們必須這麼做，否則就只能對可知的東西抱持懷疑的態度，並且完全接受不可知的事物。

　　每一個真理都會公平地對待其他的真理，每一種類別的科學與理性都會合而為一。

　　生命的法則就是宇宙的法則，宇宙的法則就是上帝的法則。理解上帝的大道，是由人闖石成道，再一步步通往上帝。所有會成為真理、上帝或目標之障礙的每一步，都要小心避開。你瞧！那基督世界裡的正面衝突與世界大戰期間所發生的大規模屠殺，都是由於不了解真理。世界充滿了真理，只是由於錯誤的資訊結合而使人的心智無法細究明辨，這是普遍性的情況。

認識疾病的基本原因

當我使用「血液積毒症」一詞時，許多人從字典中查詢它的定義，就以為自己知道我指的是什麼。

根據《標準字典》（Standard Ditctionary），毒素中毒的「毒素」：動物性、細菌性和植物來源等任何一類的有毒複合物——任何的食物中毒。

來自體外的自體中毒

由於有太多方法會讓血液中含有毒性，所以，除非我所指的「血液積毒症」有被透徹了解，否則必定會引起理解上的困惑。這樣的解釋是必要的，因為連專業人士都曾對我說：「哦，是的，我相信毒物是來自排泄物滯留（便祕）和腐物（食物）中毒。」

就像之前說過的，食物中毒是來自於攝取已經發生腐敗的食物，以及中毒是來自於吃下食物後發生於食物中的腐敗變化，一般統稱為自體中毒，並非是自動產生的中毒現象。這兩種毒害都產生於體外，而且毒素在進入血液之前一定會先被身體吸收。腸道裡的食物或毒物仍算是在體外，化膿的傷口、潰瘍或下疳也是在體外，如果這些會

引起膿毒性（血液）中毒，那是因為身體未能排出廢棄物所導致。

要排出的東西被堵塞住，就會變得腐敗，身體被迫吸收那些腐敗物質，毒素就會進入血液。事實上，連牛痘都無法製造腐敗性的毒素，因為它的毒性是從表面排出的（在體外）；有時候，**由於錯誤的敷藥導致廢棄物被迫進入血液裡，隨之發生的是造成死亡的敗血性中毒。**

「致命細菌」本身並不會致命

我們不該忘記，正因為有發生在傷口、潰瘍、體內管道、輸送管等等暢通無阻的排除作用，才能使這些地方不產生感染（無毒害）。雙手、嘴唇、水杯、公車扶手上的致命細菌（事實上，到處都是，無所不在）並不會致死，除非那些細菌與個人骯髒、汙穢得要死的身心習慣結合起來。

有些人就是教不會清潔的概念，他們不是老在身上摳來摳去，就是忘了洗澡。**穿衣和保持清潔狀態以促進健康，這是一門藝術。**性病和所有的皮膚疾病，包括斑疹傷寒（eruptive fevers），都是從衣服上培養出來的。

我反覆提及梅毒、疫苗和天花的同類關係，原因不

在於偏見、狂熱和專業偏執。假如疫苗和牛痘沒有被商業化的話，這種類似性會在更早以前就建立起來。那些花數百萬投資、然後賺進大批利潤的人，會願意相信他們所致力從事的是人類大規模的梅毒感染嗎？這顯然與商業化的信仰並不一致。

物必自腐而後蟲生

致命的細菌在變化成毒得要死的狀態以前，必定要先與滯留、沉積的廢棄物結合。狗或其他動物會把傷口上的細菌舔掉，當「致命細菌」這樣進入口中、接著進入胃部時，它就被消化掉了。身體在體外或體內都有正常分泌物，數量多到用不完的分量，足以消除每個人身上的所有「致命細菌」。

正常人對所有細菌和寄生蟲來說是致命的物種，尤其是寄生在人身上的。

正常人不需要天堂或地獄，這些都是在尋求人工免疫法時所用的無知與齷齪的招數，真相能夠幫助我們免除細菌謬論。療法與免疫法是未開化之文明的產物，對於善良的人來說，宗教信仰就是他們的療法和免疫法——假如不幸不會降臨在他們身上的話。

自我控制和認知到我們在特權方面的有限性，能夠帶給我們生活中最好的一切，那麼，假如我們每天都能滿足於生活在這個世界裡，我們就能以最佳的準備來迎接每個明天（未來）。如果我們今天過得很好（為了身心健康而活），我們就不需要擔心明天將會來臨的細菌。

　　那些在今天鼓吹要害怕細菌的人，就是在心智上受到過去鼓吹要害怕上帝、惡魔、地獄和天堂之人的影響。他們不知道自己所反覆灌輸的恐懼，其實遠比他們所警告的東西更令人害怕——**恐懼的傷害性，比血液積毒症的任何一個原因還壞上千百倍。**

大自然的抗毒機制

　　大自然在預防或吸收（吸收作用是自體癒療的一種方式，對毒素的吸收是為了要中和或排除掉它）任何與各種的毒物上，已盡了她最大的力量。潰瘍基底所形成的硬化壁，就是對大自然這種能力的一個保守判斷基準——它的存在是為了預防毒素被吸收。就預防而言，大自然有時候做得太過火了，構築起非常厚實的腫瘤和硬結以阻礙循環，然後便發生了退化，連吸收腐敗物質的速度也跟著慢了下來。這種中毒過程發生得非常隱伏，叫做惡質症，而對於這種病變

所給予的名稱叫做梅毒或癌症——或者，假如發生在肺部，就叫做肺結核。

也許有人認為，這與血液積毒症的主題偏離得太遠了，但條條病理學之路通羅馬（所有疾病的聯合體）。

你真正需要的是休養生息

醫學界一直在尋找醫治疾病的療法，儘管事實很明顯，大自然不需要療法，她只需要一個能讓她發揮自我癒療優點的機會。

幾年前，有一位患病的醫生懸賞尋找癌症的療法。要是他知道疾病的原因，而不是受科學教育的影響，就不會（在大自然批核了他氣弱體虛的永久證照之後）直到死前還相信療法的存在。**癌症是經年累月濫用滋養物，以及年復一年排除作用失常而導致血液積毒症的結果。**

強迫腸道蠕動是傳統方法中所謂的排除作用，用來擺脫堆積在腸道裡的東西，引發腎臟和腸道額外的水分排除。但是，這種強迫方式只會因過度刺激而增添體質衰弱的結果，而且進一步抑制適當的排除作用——排除血液中的廢棄物，這是所有製造疾病的毒素來源。

最強力的排除作用是斷食，換句話說，就是讓大自然休養生息，她不需要所謂的療法。**休養生息的意思是：臥床、使身心平衡，還有斷食。**然後，大自然就可以無礙的工作，除非以前那些專業或民俗的恐懼製造者又來製造恐懼，向病人警告說：「斷食很危險，你可能活不過這一關。」那些自以為聰明的人，根本不曉得斷食與飢餓之間的極大差異。

　　我想給那些害怕讓病人斷食的掃興者一點建議：你知道，或者你認為你知道，因受傷而被迫臥床的人向來恢復得不好，尤其是老年人。為什麼？因為他們都被過度餵食了。

Chapter 4

耗損神經能量
讓你體質衰弱

毒素是人體代謝作用的產物，是一種持續、不斷產生的物質。當一個人的神經能量正常，毒素被持續排除的速度，就跟持續產生的速度一樣快。

　　細菌是疾病原因之一的這種說法，是種即將凋零的謬論。細菌學的哀樂聲已響起，平常有保持警覺的人就能聽到。研究機構不停地驅策勤奮積極的醫學才子去構築堡壘，以抵抗即將發生的劇變，而這些人緊抓著的武器，就是內分泌學。內分泌學、病灶感染、自體與綜合療法、疫苗與血清免疫法，是今日醫療科學中的部分焦點。不過，這個體系仍缺乏基礎的統一性，但別忘記，大自然憎惡混亂如同她憎惡空虛一樣。

　　血液積毒症的理論接受細菌（活體酶）就像它接受酵素（無機酶）一樣，兩者都是健康的必要條件。

　　我的理論僅受到極少數人的注意，只有很少、很少的醫生明白我的立場。所幸的是，那些人雖少，卻是熱中分子，他們已經用滿意度證明了這個理論一般都適用。許多人企圖靠賣弄微不足道的醫療系統來研究血液積毒症，

但那是行不通的。對任何人而言，血液積毒症的重大性足以使之成為最好的理論。

還有什麼能比針對所謂的疾病提供可以充分理解的病因原理，是醫生更想要辦到的？了解致病原因，甚至能提供外行人可靠的療法和合理的免疫法則。可靠的知識是人類的救星，當可以不費吹灰之力擁有它、就像透徹了解血液積毒症理論一樣時，任何人，無論外行人或是專業人士，都沒有藉口忽略它。

沒有神經能量，器官就不能運作

毒素（血液積毒症中的特定毒物）是代謝作用的產物，它是一種持續、不斷產生的物質。當一個人的神經能量正常的時候，它被持續排除的速度，就跟持續產生的速度是同樣快的。

一個人體質的強壯或虛弱，完全取決於神經能量的強弱而定。我們必須謹記，身體功能的好壞，是根據所產生的能量多寡而定。

沒有神經能量，身體各種器官的功能就不可能正常運作。分泌作用是為了用來準備取代耗損組織的構材所必

需，耗損的組織一旦形成，就必須盡快從體內排除，否則會累積起來，而且由於它具有毒性，所以身體會中毒。這就是體質衰弱的來源。

建構組織時所產生的排除廢棄物作用，就跟建構過程一樣必要。因為這兩種重要的功能彼此依賴，也因為兩者都依賴適量的神經能量，才能發揮良好功效，所以，**所有想享受人生和健康的人，都有必要對「如何節約使用神經能量」有完整的了解**，才可能過上穩當或智慮的生活，進而享受到最大的身心效益，還有長壽的人生。

無知、輕率、喜好感官享受的人會認為，這樣的建議和忠告似乎沒有必要，也許是怪咖的奇想或說教，也或者是吃飽了撐著的酒色玩家的杞人憂天。但我相信，比較理性、深思的人，會欣然接受一個能幫助他們獨立自主的知識。

愈現代愈耗損神經能量

到目前為止，人們都把自己的健康和生命託付給一個無法做出成績的專業體系——我是經過深思熟慮後才這麼說的，畢竟現在這個專業裡所謂的大師，都還在探尋疾

病的原因，而任何會思考的人都看得出來，除非找到疾病的原因，否則對於如何預防疾病，絕對不可能會有可靠的建議。

五十八年的獨立思考，不受學派或教條的影響而產生偏見，使我找到了疾病的原因。而且，它的原理十分簡單，連小孩子都能夠學會它來保護自己，而遠離人家所說的「好發於孩童的疾病」。

「這正是考驗人類靈魂的時候。」假使湯瑪斯・潘恩（Tom Paine，激進民主主義者，著有《人的權利》）現在還活著，他會修改這句話的措詞為「這正是考驗人類神經的時候」。神經能量和大筆花費成了今日迅速消耗的商品。人們對金錢一直欲求不滿，以至於為了蠅頭小利東奔西跑、筋疲力盡，徒使自己衰竭於四處奔波，進而累壞自己，顯見追逐財富會大量耗費身體能量。

有太多的方法可以耗盡神經能量了，因此，**為了維持未來可能更加快速的生活節奏而預留額外所需的神經能量，應該是每一個人的目標。**更快節奏的生活總有一天會來到！

一直以來，人類始終忙著調整讓自己適應牛車、蹩腳劣馬、還有我們祖先度蜜月所搭乘的蒸汽船，到後來的

蒸汽車、千里神駒和家庭馬車。在神經系統能適應強力汽車和飛行器之前，許多訊息會先進入神經接受器裡。

沒有神經能量，身體功能就不可能適當地運作。

現代生活的沉重負荷造成人們體質衰弱，而這會阻礙正常的排除作用，之後，滯留於體內的毒素就會造成血液積毒症了。

很多事都會消耗能量

每一個作用於身體的事件都會消耗能量，身體要適應氣溫的冷熱變化，就會耗費神經能量。過了中年之後，那些身體狀況保持良好而能活到老的人，必定常注意保暖和避免身體受寒；他們必定不再沉溺於飲食之樂，且在各方面懂得自我約束。其實，讓腳變冰冷一段時間後，就會使身體發寒（但一件外套便可以預防），這會很快地耗盡神經能量。

一邊工作、一邊煩惱，也會迅速導致能量萎縮，也就是引發體質衰弱。

由於我們並沒有儲備能量去應付需要額外供給的時刻，所以我們非常、非常需要知道：**如何保留我們已經有的，並且還要製造更多能量。**

體質衰弱是血液積毒症的元凶

　　既然我已發現體質衰弱是人類唯一疾病（血液積毒症）原因的起源，便不難看出，一般人所奉行的醫療科學其實是體質衰弱的原因，它不但不能治癒或緩解人類的痛苦，反而成了疾病製造者。

　　每一種所謂的療法，其本質正是造成人類體質衰弱的原因。**用來緩解疼痛的藥物，最後甚至造成更大的痛苦，而且有時候會害死人**，像是治療肺炎時用來緩解咳嗽的藥物，有時會害死病人；從膽囊中移除結石並未治好病因，因為還會形成更多結石。

　　擺脫導致體質衰弱的壞習慣，是讓大自然展開療癒的唯一方式。睡眠與身心休息，是維持足夠的能量供給所必需的方式，只不過，生活忙碌的現代人很少能夠得到充分的休息。

　　體質衰弱本身不是疾病，虛弱、喪失力量也不是。不過，由於排除廢棄組織（是有毒的）作用的衰退，血液裡會充滿毒素，也就是我們所說的血液積毒症（會導致血液中含有毒素），這就是疾病。

　　當毒素的累積超過容忍點時，就會發生血液毒素危

機，這表示毒素正在被排除，我們把這種情況稱為疾病，不過它並不是。**人體唯一的疾病是血液積毒症**，而我們所說的疾病，其實是透過黏膜而強制進行的替代性排除毒素作用所製造出來的症狀。

症狀爆發——血液毒素危機

當排除作用透過鼻黏膜發生時，它叫做感冒——鼻黏膜炎。這些危機多年來不斷反覆發生，導致黏膜增厚然後形成潰瘍、骨骼擴張、封閉呼吸道等等，花粉症或乾草氣喘就是在這個階段發展出來的。當喉嚨和扁桃腺或任何呼吸通道變成血液毒素危機的溫床，我們就會染上哮喘、扁桃腺炎、咽頭炎、喉炎、支氣管炎、氣喘、肺炎等等。但名稱有什麼關係？一切都是從不同地方的血液中排除毒素而產生的症狀，而且它們在基本上具有相同的性質，也從同一個原因演變而來，那就是血液毒素危機。

這種解釋能延伸到身體的每一個器官，因為**壞習慣、工作、擔心或不管什麼原因而造成的壓力，而使能量被消耗到平均值以下的任何器官，都有可能變成血液毒素危機發生的位置。**

症狀的呈現隨著受影響的器官而異，更容易讓人相信每一種併發症就是個別與獨特的疾病，但由於血液積毒症學說在疾病命名法上提供了新的闡釋，所以每一種併發症又回歸到一個、而且是唯一一個所謂的疾病的原因，也就是血液毒素危機。

被稱作胃炎的症狀與膀胱炎的症狀非常不相似，但兩者都是由血液毒素危機所引起，兩者都變成了將毒素從血液中排除的替代性排除作用發生的部位。

反覆血液毒素危機惡化成慢性病

我們應該很容易就能夠看得出來，把鼻黏膜炎視為一種局部性疾病來治療，或者在血液毒素危機反覆發生直到產生潰瘍，並且黏膜變得過於敏感，以至於灰塵或花粉引起噴嚏或流眼淚（症狀叫花粉熱）的時候，將這些症狀當作一種由花粉引起的特定疾病來治療，是一件多麼沒有道理的事情。

休息與完全的斷食（包括液體和固體），和革除所有令體質衰弱的壞習慣，都有助於恢復神經能量。人體會透過自然管道排除毒素，然後恢復全面的健康。這種狀態

會永遠維持下去，如果之前的花粉熱或任何其他所謂的疾病受害者都「保持原狀」的話。

首先，透過鼻子排除的毒素叫做感冒。當這種排除作用持續發生，並且偶爾加劇時（重感冒），就產生潰瘍，形成細小的刺狀物，然後發展成花粉熱。這些都是毒素排除作用的症狀，從剛開始的感冒到花粉熱，其原因都是一樣的。

整個重感冒期間（血液積毒症危險期）不斷產生鼻黏膜排出物的現象，在醫學命名法上稱為慢性鼻黏膜炎，並且把它當做獨立、惡性的實體做局部治療。

然而真相是，所謂慢性鼻黏膜炎的患者，其身體已被菸、酒、糖和各類甜食、咖啡、茶、攝取過量的奶油和麵包、過度烹調、暴飲暴食、縱欲於感官享樂等耗費能量而衰竭。

持續的體質衰弱，會阻礙透過正常排泄器官進行全面排除的重建作用。隨著時間增長，身體變得愈來愈能容忍毒素，而「感冒習慣」所呈現的（感冒）血液積毒症危險期也愈少（因此，身體愈能容忍毒素就愈不好）。執行替代性排除作用需要用到許多的黏膜，而整個身體卻開始出現退化作用，所謂的慢性疾病也開始顯現。

壞習慣才是失去抵抗力的始因

在胃炎的情況中，黏膜增厚、硬結、形成潰瘍，最後是癌症，在醫療科學命名法中，這一切都被描述成許多不同的疾病，但這和華盛頓總統與砍倒父親櫻桃樹的小男孩喬治之間的差異相比，這些疾病在彼此之間不會有更大的不同處。

癌症，是所謂的感冒的併發症，但是，根據血液積毒症學說，它是許多血液毒素危機的最後結果。隨著危機的持續發生，症狀也會隨著由血液毒素危機引起的器官退化而有所不同。

每一種所謂的疾病，都有著相同的開端、演變和結果，只是會隨著所牽涉的不同組織結構而產生差異。

把各種併發症當作不同的實體來治療，完全是科學上牛頭不對馬嘴的做法，因為所有疾病在本質上都一樣。原因則要上溯到由體質衰弱所引起的血液積毒症，它阻塞了排除作用；而在身心上造成體質衰弱的壞習慣，才是體質衰弱失去抵抗力的原始原因。

每一種慢性疾病都從血液積毒症和血液毒素危機開始，這些危機一直反覆出現，直到器官發生變化。

一連串的症狀，範圍從感冒或鼻黏膜炎，到布萊特氏症、肺結核、癌症、梅毒、運動失調症和其他所謂的疾病等等——所有的一切，從頭到尾，都是由於血液毒素危機累積效應所產生的症狀。

Chapter 5
從疫苗審思
疾病治療的謬誤

以疾病治療所謂的疾病、以疾病的產品做成免疫法，是現行最惡毒的醫療法。

　　我們都很驚訝，在世界大戰期間被體格檢查委員會淘汰的年輕人，占了很大比例。在這層驚訝之外，若再加上血液積毒症學說所增添的驚訝，應該會令任何懂得思考的人感到毛骨悚然。

　　體格檢查委員會讓所有未呈現發展中病變的年輕人通過檢驗，這裡指的是所有未呈現某種器官或組織變化的人們。通常來說，必須功能失常好幾個月、甚至好幾年之後，器官和組織才會產生結構上的變化，由此我們可知，比起實際上被淘汰的人數，通過體格委員會檢查的年輕人中，潛在著更多生病或無法進行正常活動的人。

　　時間已經證明了這不為人知的事實真相，因為在戰爭前，有超過百分之九十五的美國軍人接受過一到五次的醫院疾病治療（而非受傷治療）。至於那些沒辦法到戰爭前線的法國男孩們，後來有成千上萬人死於「流感」。

　　這代表什麼？代表只要是活人，普遍上都會變得體

質衰弱。當神經能量的水準掉到正常值以下時，排除毒素的作用（一種自然產物的代謝作用）就被堵塞住，使毒素滯留在血液裡而造成血液積毒症，導致所謂疾病的最初、最後，也是唯一的原因。

疫苗讓容忍疾病的能力變低

有識之士應該會想到，**血液裡的毒素和抵抗力的程度因人而異**。在一個人體內引起血液積毒症的毒素量，對另一個人也許不造成影響；一項導致體質衰弱的原因（一般的免疫作用）在某個人身上第一次不會產生反應，但下一次也許就將他送進醫院，甚至立即致命。自動過敏反應（active anaphylaxis）是疫苗擁護者的託辭，但那也改變不了疫苗有毒的事實，即便它們很「純粹」。

疫苗接種和再接種，對軍隊所造成的傷害有多大，我們永遠無法知道。除了浩劫，沒有文字可以形容以疫苗和血清所做的免疫法而造成的傷害。

一般的醫生不會思考，而其他的醫生則是不敢將有別於常規醫學的想法說出來。對於免疫法有能力思考、但拒絕讓理性引導他們的醫學專業人員，我不知道該怎麼看

待他們。既然不能說是狡詐無賴，那麼能用階級意識或階級偏執來解釋嗎？曾有人因為我反對細菌理論和疫苗的立場而說我有「獨到的見解」，有些人則說我是「不學無術的人」。但我發現自己的想法和信念，基本上竟然與十九世紀最偉大的思想家之一英國哲人赫伯特·史賓賽不謀而合。

幾天前，我在自己的圖書室裡瀏覽，隨手挑了史賓賽的著作《事實與評論》來讀。我翻到「疫苗」那一章，發現一篇短短不到三頁的文章，但它擁有比任何在相同主題上的醫學文獻都更具價值和建樹性的思想。我決定引用整篇短文，我會很樂見有人跟我一樣激賞：

> 「一旦你干擾了大自然的秩序，便不知道失序的情況何時才會結束。」這是一位優秀的生物學家當著我的面所做的評論。他對自己脫口而出的話立刻顯得後悔，因為他見識過我會為這樣的認同所可能採取的各種手段。
>
> 愛德華·詹納（Jenner，種痘法首創者）和他的追隨者假設，當疫苗病毒通過一個病人的身體時，他若能很安全、或者相當安全地抵抗天花，那

麼整件事情就結束了。在此，我不想說任何話來贊成或反對他的假定（的確，但史賓賽曾引用知名發行人奇根・保羅〔Kegan Paul〕關於自身經驗的話。奇根在自己的《回憶錄》〔Memoirs〕一書中，提到在成年後罹患天花的經驗：「我在小的時候雖然接種過疫苗，但仍然得了天花，而且我在不久前也接種過。我是近親裡面得過兩次天花的第三人，我們這些人一直有在接種疫苗。」）。

　　我只打算證明，事實上整件事情還沒有結束。**干預大自然的秩序會造成各種後果，而不是只有我們所期望的結果。**其中某些干預的後果，我們已經知道了。

　　一份發行於一八八〇年（392期）的《國會報告》（Parliamentary Return）指出，比較一八四七至一八五一和一八七四至一八七八兩個五年期，在後者中，一歲以下的嬰兒死亡率（包括所有原因）降低為每年每百萬個新生兒中有六千六百名；而由八種特定疾病造成的死亡率，無論是直接傳染或疫苗的惡性影響，從每年每百萬個新生兒中的兩萬五百二十四名增加到四萬一千三百五十三名，超過兩倍。很顯然的，死於其他疾病的遠多於免於罹患

天花的（在人人相繼接種疫苗的時代，醫療人員很確定其他疾病——例如梅毒——不會透過疫苗病毒而傳染。查閱過三十年前左右《流行病學會會刊》〔Transaction of the Epidemiological Society〕的人，會有種突然被駭人的大規模梅毒接種事件說服的感覺。在小牛淋巴疫苗盛行的時代，危險性不被列入考慮；不過，我要說的並不是牛結核病，我只是列舉事實，以指出我們對醫學見解該抱持多少信心）。

因此證實了，疾病的傳染必定還要加上附帶效應。有人認為，疫苗所製造的免疫力表示身體中的某些組成會有所變化，這是必要的假設。但現在的問題是，如果組成身體的物質，無論是固態或液態或兩者皆有，可以被修改到不再容易罹患天花的程度，那這樣的修改會不會反而不起作用？有任何人敢說，疫苗除了保護病人不受特定疾病的侵襲之外，就不會造成其他影響嗎？

你無法改變了一項入侵物質的結構，而不對所有其他入侵物質造成改變。改變就是改變，重病纏身（像是傷寒）的病患後來健康獲得改變，這是有前例的，但並非正常案例，如果是，病人就能透過罹患一連串的疾病來變得更健康（血液積毒症解釋了這

種現象）。因此，被疫苗修改過的體質，不會變得更能抵抗擾亂健康的影響，而是變得更無能為力。

冷、熱、濕度與大氣的變化會擾亂平衡，還有各種食物、過度耗費體力和腦力，也會擾亂平衡。

我們沒有方法去衡量抵抗力方面的改變，所以那些事情就不知不覺地過去了。然而，卻留下了體質普遍虛弱的證據。麻疹嚴重的程度更甚以往，死於該疾病的人難以計數。流行性感冒也提供了佐證：六十年前，流感發生的間隔期間很長，影響所及甚少，亦不會留下什麼嚴重的後遺症。但現在它在人體內永久扎根，在各種方面造成極大程度的影響，而且往往留下體質損傷的後遺症。**疾病是相同的，只是身體的容忍能力變弱了。**

還有其他的重大事實，感覺器官和牙齒是從胚胎的真皮層發展而來（現代更進步的科學指出，感覺器官是由外胚層發展而來，牙齒由外胚層及中胚層發展而來，真皮由中胚層發展而來），這是一個大家都很熟悉的生物學真相。因此，反常的情況會影響到所有的這些器官，例如，藍眼貓失聰、無毛狗的牙齒發育不完整（《物種起源》〔*Origin of Species*〕第一章）。

由疾病引起的體質異常也是同樣的道理。梅毒的初期階段是皮膚性疾病，當它向下遺傳時，影響是牙齒畸形以及後來的虹膜炎。

　　血緣關係之間還有其他的皮膚性疾病問題，例如猩紅熱往往伴隨牙齒鬆脫、麻疹往往造成眼疾和耳疾，有時是暫時的，有時是永久的。難道疫苗就不會造成另一種皮膚疾病嗎？

　　如果會的話，對於現代年輕人之間發生的牙齒退化現象，我們便可以提出說明，此外，我們也不必對他們之間普遍有視力衰弱和不健全的狀況感到納悶了。

　　不管這些推斷是真是假，可以確定的一點是：有人假設疫苗可以改變抵抗天花的體質，但實際上並沒有。整件事真是愚昧至極！

在傷口上撒鹽的疫苗

　　「一旦你干擾了大自然的秩序，便不知道失序的情況何時才會結束。」

　　干擾大自然的秩序是一個範圍廣大的論題——因為

沒有終點；但大自然「笑面相迎」，除非她被擊垮。健康比不良健康（任何干擾）更具力量，而且能夠矯正每一項不致命的不良效應——假如能去除其影響力的話。

刺激作用持續很長一段時間之後，會引起逐漸發生的退化作用；然後，除非停止壞習慣，否則結果將危及生命。當身體狀況正常時，毒素被排除的速度跟產生的速度一樣快，但當任何令體質衰弱的壞習慣已發展到無可挽回的地步，毒素便開始累積，然後造成血液積毒症——這表示**身體已喪失它的保護力**。

現在，假如疫苗或任何感染找到管道進入血液中，我們「便不知道失序的情況何時才會結束。」血液積毒症在這個令人困惑的現象上做了闡釋：當一個具有正常抵抗力的人發生感染，就產生牛痘（一種局部的皮膚發炎），然後形成膿瘡，感染通常會隨著膿瘡的療癒就結束了。但若用詹納氏法而以天花病毒接種疫苗，將病毒注入皮下，會發生破壞性的敗血症感染，導致許多死亡案例。許多年前，英國已立法禁止這項做法。

在血液積毒症患者身上，來自任何疫苗、創傷照護不良、傷口無法引流、牙齒感染或鼻竇等，導致腐敗作用的病毒所造成的局部感染，會引發惡性的膿毒性熱，很可

能導致死亡或長期的病弱。**一個體質嚴重衰弱和患有血液積毒症的身體，極易受到任何感染的影響。**

直接對器官施以治療是錯上加錯

在感染尚未嚴重到擊垮身體的時候，抵抗力可能由於感染物質的毒性、或由於體質衰弱和血液積毒症狀況太嚴重而被摧毀，但在適當的處理下，病人有可能從血液毒素危機中復元而恢復健康。然而，如果處理得不好，病人也許會在精神萎靡的狀態下苟延殘喘幾個月或幾年，最後仍不免一死。

以西奧多‧羅斯福（Theodove Roosevelt）先生纏身至少二十五年的病痛來說，很明顯是健康太早就亂了套，這位偉大而堅強的男性顯然有血液積毒症問題。他在一趟叢林之旅中受傷，這是眾所皆知的事件。之後他發生感染，那樣的感染有可能害死一個不強健的人。他回家後繼續著令體質衰弱的生活習慣，阻礙了身體的排毒作用。

像這樣的案例是可以恢復到正常狀態的，但若用常規的治療方法就絕無可能。

當血液積毒症患者受到感染時，感染絕不可能被完

全排除，除非先克服體質衰弱和血液積毒症問題。有這種特徵的病人，除非他能臥床和斷食，直到排毒作用完成，然後適當地攝取食物，得到限制進食的指導，而且願意放棄所有令體質衰弱的習慣，否則沒有希望恢復健康。

這樣的人往往會發展出肺結核、布萊特氏症，以及其他難癒之症。我們的聯邦醫院裡滿滿都是不會康復的年輕人，因為血液積毒症發展的速度比人們染上它的速度還快，連醫學也無計可施。

令體質衰弱的習慣干擾了大自然的秩序，直到血液積毒症確立；然後疫苗或任何來源的感染，遲早會成為引起最危弱的器官出現組織變化的挑動者。然而，**器官與病因之間是沒有關係的**，而且直接對器官施以治療是錯上加錯。類似這種不合道理的療法有惡性貧血輸血、以腺體療法來醫治腺體功能失常、切除結石、潰瘍、腫瘤等等。

以疾病治療所謂的疾病，和以疾病的產品做成免疫法，毫無疑問，是現代所流行之最惡毒的醫療法。

擺脫所謂疾病的首要要務之一便是擺脫血液積毒症，因為人就是在血液呈現這種狀態的時候最容易患病。感染、藥物和食物中毒都可能致死，但毒性若不致死，這些物質在一個沒有體質衰弱和血液積毒症問題的人體內並

不會長久。相反的，毒素會在人體中滯留，直到血液積毒症被克服，然後排除作用會去除所有的感染，一絲一毫都不放過。

常規療法在對付一個血液積毒症很明顯的患者（感染梅毒）時，態度是非常反感的；其實感染是整個事件中最不該怪罪的一件事。感染再加上恐懼和錯誤的飲食習慣，讓我們的身體產生了難以應付的併發症，這印證了所有梅毒瘤專家對這種疾病的所寫和所說。去除了血液積毒症、藥物、恐懼和不良的飲食習慣，負面影響便所剩無幾，很容易就能被大自然剔除掉。

> 我們是明日的創造者，我們不需要付錢給預言家（醫生、律師、牧師、銀行家）來告訴我們，我們的明天會如何。什麼都不會發生，該來的總是會來，我們要承繼今日栽培的果實。

Chapter 6

缺乏平衡
讓疾病更難應付

一個人知道自己的限制並且顧及這些限制，才叫
幸運。可以說，這樣的人已經達到平衡狀態。

　　平衡——維持平穩的狀態或品質，比喻鎮定、
恬靜等情境。
　　鎮定——心理或脾氣的平和狀態；沉著；平
靜。《標準字典》

　　我假設，為了達到技術上的平衡，我們應該要在結
構上、生理上和化學上取得均衡，但由於不對稱才是規
則，所以我們不能期待取得均衡。然而，我們可以為達到
鎮定（心靈或脾氣的平和狀態）而努力。

適當的「不滿足感」是好事

　　滿足是隨著奮鬥而來的，而不是隨著占有而來——
雖然表面上這似乎不一定是對的，因為我們的確看到一些
非常忙碌的人們非常不滿足和不快樂。

我們需要滿足感

　　有人說：「找到工作的人有福了。」這句話表示這個人的時間被占得滿滿的，並且很滿足於他的工作，而不是他的薪水。沒有人會滿足於一份沒有內容、只要他能從中得到錢的工作；沒有什麼能比創造性的工作，更能讓心靈得到滿足。

　　創造性的工作能帶給我們什麼？進取、自我發展和一個在未來大有可為的機會，儘管微不足道但能夠滿足個人抱負的條件。

　　為了達到滿足這個目的，必須讓工作占據和滿足心靈，**無所事事的人不會得到滿足感**。假如問我要開什麼樣的處方才能確保孩子們未來的快樂幸福，我會說：教他們熱愛工作！「只用功不玩耍，聰明孩子也變笨。」我們都把這句老話做過頭了，現在要把它倒過來──「只玩耍不用功，好孩子變大壞蛋。」

　　如果做父母的不能找事情給孩子做，那麼市政府、縣政府或州政府應該要提供工作──不是光讓孩子到技職學校去學習，而是提供最適合每一個孩子的工作；孩子一定要有事可做。耶穌基督在十二歲以前就在從事工作了，我們一定要有事可做才行。

滿足感來自於奮鬥

如同我所說的，滿足感來自於奮鬥，而不是占有，這是心理學也是生理學法則。我們應該對於自己的不滿感到快樂，因為，如果我們感到滿足，我們就沒有什麼需要克服的（缺少了奮鬥的理由），然後，當然，也就無法享受工作和辛苦之後的收穫。

尋求成功捷徑易導致失衡身心

「人類從來不曾蒙福，卻始終冀望蒙福。」因為這句話是擅長諷刺詩的亞歷山大・波普（Alexander Pope）說的，所以我們不用太認真。我發現，許多人身在福中不知福，因為比起受人矚目的祝福，還有更多祝福是不為人知的。

人類最常見的祝福之一，便是大約百分之九十九的願望都不會實現，如果大部分的人能夠常常依照自己的意願安排時間，他們的生命將會大幅縮減：「我希望現在就是明年此刻」、「我希望現在就是十年以後」、「我希望現在已經大學畢業、事業有成了」。尋求捷徑是大部分人的天性，電影《迅速致富的瓦林佛德》（Get-Rich-Quick

Wallingford）成了大家心目中的典範——但**大自然中不容空虛，捷徑就是一種空虛。**

空虛病

　　成功的捷徑，意味著挾持猶豫心志（指意志薄弱、可以被說服貿然購買、不懂得自我心靈的人）的推銷術；簡言之，誘惑人們購買他們不需要也負擔不起的東西，就叫做「精妙的推銷術」。現代人的問題是什麼？普遍負債。除了把錢精打細算地花在自己身上之外，推銷員有更多不為人知的手法教人們花錢，只因為人們不知道該如何填補他們的真空地帶。

　　那些被說服而高速前進、但此時本應放慢速度的人（或者，應該說繼續以腳踏車或雙腳的速度前進），會因草率行事而感到沮喪。兩種極端都缺乏平衡，並且使人坐立不安與感到不滿足。汽車是必需品，但它被強迫購買而成為奢侈品時，遠多於是必需品的情況。它一方面創造了大量的財富，一方面又意味著貧窮，這樣會製造出一種叫做「恐慌」的財務疾病——除非能盡速加以治療。

　　恐慌是空虛的另一個名字，用來填滿它的是許多的不快樂——這是五年前的預言。

取得學校文憑，卻因為走捷徑、作弊和靠關係，而沒有善用時間讀書，這就造成了空虛。時間和真正的付出辛勞，是增進人格、教育和能力的必要條件，這是各行各業不變的真理。

熟得快，爛得快

在身心的狀態上，有一句拉丁古諺是這麼說的：「熟得快，爛得也快。」運動員死得早，為什麼？因為他們的發展是受到強制使然。

過度使用肌肉系統，會迫使肌肉需要額外的血液供給，然後身體不得不攝取額外的食物來滿足消耗與給供。**過度的刺激作用使體質衰弱，而且毒素排出的速度無法像形成的速度一樣迅速，於是產生了血液積毒症，它會慢慢引起心臟與血管的退化作用。**

「鏈條堅固的程度，取決於它最為薄弱的環節。」運動員最強壯的環節，在於他們卯足全力經常使用的部分，這讓青春賜予組織「穩定性快速老化」，所以運動員往往因為提早衰老而英年早逝。拳擊選手費茲西蒙（Fitzsimmons）在三十五歲時被稱為「拳擊場上最偉大的老人」，這種說法雖是對天王級運動員的恭維，但也顯

示出體育界不被一般人理解的科學知識──鍛鍊身體的效果，不知不覺已超出自我的認知，但實際上，他是**因不斷向身體施加壓力而老化**。

速成導致的身心惡果

青春一直想超越巔峰，迅速成長就是最好的證明。年輕的專業人員急切於超越他們的前輩，總是很自信地認為自己能做的不只像現在這樣。今天，缺乏經驗是速成文化下的產物，而且明顯導致不成熟的結果。急於求成的心態令人們準備不足，就連年紀已適合做一個可靠諮商者的人也是這樣。不因時間、經驗和權衡考量而調整的知識，永遠不會成熟。

在這個時代，平衡與均衡變成了沒有意義的名詞。在時間與經驗不足的融合影響下，人們缺乏能夠達到完美成熟的成功要素。如今人們的心智就像運動員一樣，隨著時間流逝而提早老化，而不是隨著時光的綿延而保持穩定。**醫院、監獄和精神病院建立的速度，趕不上心智提早老化人數的增加**。這就是疾病的面貌──新的組織來不及取代老化的組織。

從幼稚園到高中再到大學，我們有太多的知識被簡

化，徒留空虛讓文明的謊言來填補，還有錯誤的知識和不成熟的判斷所帶來的疾病與不幸。

個人的癖好、虛飾做作和各種小習慣，都會變成荼毒生命中美麗夢想、自作自受的報應。

心靈失序招致衰弱與血液積毒症

大自然對順應自然的人報以微笑，但對於無論在心理或生理上固執地表示輕蔑的人，她也配合他們的意思來折磨他們。我們可以快樂和滿足，也可以不快樂和不滿足。我們能自己做決定，其餘的就交給大自然。

害己又傷人的致病習慣

我剛從一家藥局出來，我去那兒是為了購買一管樟腦冰。藥師笨拙地摸索處理，顯得有些難為情，他自憐自憫的心理，讓他不由得說出自己感覺很糟，而且已經躺了幾乎一個下午。他說話時表情痛苦，肢體動作顯出虛弱。毫無疑問，他很開心能與我討論他的病痛，但我故意忽略他的話題，轉身離開。

這個人在培養一種會損害他人生的致病習慣，而且

令他成為一個人見人厭的討厭鬼，除了常去他店裡尋求療法的人之外。

常言道：「物以類聚。」有致病習慣的人經常聚在一起，而且總是樂此不疲地一再計算、比較彼此的病痛，連最無足輕重的症狀也會在他們的記憶中逗留許多年。自憐自憫使他們喜歡誇大，最後他們會相信自己最糟的可能性是什麼。

聽出來和說出來的病

這樣的生活是墮落，除非能完全革新，否則這種心靈狀態會招致體質衰弱與血液積毒症，而症狀是普遍的緊張、消化不良、便祕、舌苔、擔心罹患癌症，或是其他可能致命的惡疾。

肌肉系統多少會緊繃，便祕伴隨直腸異常收縮，整個身體異常緊繃。這樣的病人有睡眠困難症，而且當他們正要入睡時，他們會因痙攣而驚醒。這些人是淺眠者，會抱怨他們根本無法睡覺。

此外，還有少數人會抱怨頭痛和噁心的問題，他們是模仿者，在閱讀過或聽過其他與他們症狀相關的疾病之後，往往會發展出新的症狀。

許多這類神經官能症的案例，都在各種可能的腸胃失調問題下產生。他們的問題在於，醫生往往依照那些人的描述去治療他們。

在為人服務中找到解藥

我們偶然發現，自我奉獻、和藹可親的女性從不結實強健，但是，她們在為了他人時，往往能夠超越自己的力量去生活和工作。

這些媽媽們年輕時在生涯上也有抱負，但失意帶來了影響重大的體質衰弱、永久的營養耗損，因為太憂傷的心理會阻礙健康恢復到完全正常狀態。

幸而，這種情況在為他人的服務中可以找到解藥，而且，適時地為他人帶來快樂變成一種完美的替代性解憂之物，當有人從他人的甜美笑容和勵志話語當中得到安慰時，往往會說：「瑪莉阿姨，妳的生活一定很美好，從來不會感到難過。」這樣的回應勝過微笑與鼓勵。

有人找到以服務為目的人生來取代被遺棄的抱憾，他們無疑為自己選對了一位好醫生，至於那些從己身之外去尋求療法的人們，只不過是在愚人的天堂裡搜尋解決之道而已。

繼續感官衝動，看醫生也是浪費

其實根本沒有療法！

潛意識會根據我們內心的秩序來創造健康或疾病。如果我們起了惱怒、不滿、不悅、抱怨、憎恨、嫉妒、自私、貪婪、淫欲……等等的衝動或念頭，潛意識就會用這些形象來創造我們。

如果我們的潛意識含有感官衝動，我們身心的秩序就會在朦朧中以浮腫、頭痛、口臭、到處疼痛、糊塗，以及對事業、朋友、自己粗心大意來回應我們。

我們將自己的狀態解譯為疾病，然後去看醫生，醫生會發現尿蛋白、風濕關節炎、心臟瓣膜閉鎖不全症、急性中風（threatened apoplexy）、水腫……等等症狀。我們接受醫生的藥物、手術、免疫法，但是我們繼續維持感官上的衝動：吃大餐、抽濃雪茄、沉迷於酒色。醫生對我們並沒有幫助，因為我們還是一再做出令感官衝動的事情，於是在仔細的體檢下發現了梅毒，醫生開出治療梅毒的藥物；有的案例則是發現肺結核，但最後，技術精良的醫生會發現癌症。我們身心的秩序一直被傳送到潛意識裡頭，而結果會以製造者的形象忠實地反映出來。

在潛意識創造平衡、和諧的自己

真相是，我們根本不需要醫生。我們需要的是：能夠在我們的潛意識製造者和我們之間幹旋調停的醫生——**我們需要有人教導我們如何自我控制、取得平衡、鎮定和靜養。**當這些脈衝經由交感神經傳遞給我們的潛意識製造者時，我們就會開始得到更高程度的形象，直到我們有了達到盡善盡美的方法。

不只擁有，更要體會理想的形象

「我們在潛意識裡一直想要被看待成什麼樣的一個人？」我們必須具有這樣的概念，才能隨心所欲地駕馭自我控制的能力。我們是我們的製造者（潛意識）用我們在它面前所秉持的形象所造成的，不管怎樣，我們都必須和它生死與共。

然而，僅僅只是抱持一個理想，並不會讓我們有所成就。

如果我們的理想是飲酒節制，那麼喝醉了就不會使我們的夢想成真；如果我們的理想是完美的健康，那麼我們當然不能期望用充滿感官欲望的生活來創造它。我們心

裡也許有個理想的形象，但如果我們不去體會那個形象，便會產生扭曲。

一個不開心、常抱怨的習慣，就會創造出一個那樣的人。

如果我們拒絕活得和諧、平衡、放鬆，我們就會變得緊張，並且產生病痛。

習慣蹙眉頭會造成頭痛；緊張、繃緊的肌肉系統會導致肌肉疲勞，然後可能被當成神經痛、神經炎或風濕病來治療；因身體任何部位輕微受損而受到悉心照料、呵護和不活動，都可能使肌肉開始僵硬，導致因受傷而疲勞的肌肉產生更多疼痛。

太多的神經機能患者在整脊推拿師的幫助下得到肌肉疲勞的緩解和治療，以至於一大群這類推拿師都成了民眾的寵兒。許多年以來，江湖醫生、磁場治療師和各種「按手療法」（一種靈氣療法，或又稱手觸療癒，不同於一般所謂的按摩）的奉行者一直在民間行醫，接受療法的民眾則因為長時間治療而將小傷養成嚴重的疲勞症；難聞的擦劑成了創造財富的聚寶盆，因為人們相信將藥劑塗抹在扭傷的背部或關節會產生療效。其實，只要藉著按摩受傷的部位，也能產生相同的療效，可惜那些只會閒閒等著神奇療

法出現的無腦人類，不可能被以下論點說服：不需要透過外表怪異、氣味難聞、號稱有醫療效用的產品，也能產生療效。

不克服神經緊張，疾病難癒

一個敏感、不嚴重的痔瘡，有可能引起肌肉系統緊張，讓人相信自己有病。

就在幾個禮拜之前，我的一名病患就發生了這樣的情形！透過體檢，我發現他的括約肌極度攣縮。他全身緊繃，想當然耳，也就出現了肌肉疲勞的情形，這導致他相信自己病得很嚴重。我讓他躺下，教導他如何放鬆。之後，我將一根手指伸入他的直腸，非常緩慢地移動，盡量避免引起疼痛。

我大約花了三十分鐘的時間引導肛門附近的肌肉放鬆，在操作時，我一直提醒他放鬆身體。他在離開我的診間之前告訴我，現在是他兩年來感覺最好的時候——他大部分的時間不是住院就是接受治療。我給予他一些關於如何平衡、如何運用直腸和肛門的指導。他所有的胃部問題和不適，都在一週後漸漸消失。

我看過許多神經緊張的病人，他們都接受過許多醫

生在許多疾病上的治療。全身性的緊繃是很明顯的症狀之一，除非克服這種習慣，否則無法恢復健康。

罹患子宮腫瘤、甲狀腺腫、膀胱炎、腸胃機能失調的人抱怨身體不適，他們絕大部分因為神經緊張而休養，但在恢復舒適和完全的健康之前，一定要先克服神經緊張的問題。

站立、走路、坐著和躺下的姿勢，都有可能引起壓力。我們有職業病和情緒性疾病，一個人若缺乏平衡，所有這些所謂的疾病會變得更難應付，然後造成壓力。

兒童在疲倦的時候會容易變得緊張和興奮，當他們被允許盡情地吃、當他們興奮和疲倦的時候，就會產生消化不良；在極端的案例中甚至會發生抽搐——恐懼和焦慮是導致舞蹈症（一種看起來像舞蹈動作的不自主運動）的兩大因素。

懂得節制，才有幸運

人到晚年時，應及早注意身體與心理的平衡。「適度」對所有人而言，不見得都一樣。有些人說一天三到六根雪茄是適度的放縱；有些人相信一個月一到六根雪茄不

算過分。但對於易焦慮和胃敏感的人來說，使用菸草就意謂著不懂節制。

　　一個人知道自己的限制並且顧及這些限制，才叫幸運。我們可以說，這樣的人已經達到平衡狀態。

Chapter 7
關鍵是阻止
神經能量外洩

當神經系統正常時，人便是正常的，而且對疾病具有免疫力。神經系統之首是會思考的大腦，大腦能夠輔助疲乏的神經系統，並且有助於恢復。

　　如果在人類的演進過程中，像自體免疫作用這麼重要的因素被剔除掉了，其實是很失當的事。

　　在上天創造生命的大計畫當中，所有生物都公平地獲得了攻擊和抵禦的力量，沒有動物被遺忘。因此，假設萬物之靈的人類未被賜予抵抗力，似乎說不太過去。上天提供人類一套神經系統，而神經系統之首便是能夠思考的大腦，大腦能夠輔助疲乏的神經系統，並且有助於它的恢復。

　　當神經系統正常的時候（當它有完全的神經能量的時候），人便是正常的，而且對疾病具有免疫力。**只有當環境和個人習慣耗盡能量的速度比更新能量還快時，疾病才開始顯現。**

　　此時，受過良好教育的人就會想到，只有去除或克服所有令體質衰弱的影響，身體才會開始療癒。

刺激會用光你的神經能量

　　一個人對於疾病的免疫能力，有賴於秩序相當良好的生活，他的神經能量必須保持正常或接近正常。當神經能量被大量的揮霍時，人被迫進入體質衰弱的狀態，然後廢棄物的排除作用受到堵塞，使廢棄物（毒素）滯留在血液裡，引發自我毒害的血液積毒症，也就是人類所繼承的最初、最後、也是唯一的疾病。

　　所有其他的毒物都是偶然且會逐漸消失，沒有血液積毒症，它們就無法進入人體系統。毒物可以被吞下、注射或接種到身體裡，其毒性甚至可以致命，但這種遭遇不會被歸類為疾病，就像斷了一隻腿或受到槍傷一樣。

　　血液積毒症是身體正常、自然的產物，一直都存在著，它是所有所謂疾病的普遍性原因。所有不同的併發症被冠上不同特定名稱，以涉及血液毒素危機的器官命名，但是它們都不是個別的疾病──它們只是表現替代性排除作用的症狀。舉例來說：扁桃腺發炎、胃炎、支氣管炎、肺炎、結腸炎等，每一個都是血液毒素危機，只是發生在不同的部位和表現出不同的症狀。**所謂的疾病，只是毒素在許多不同的部位被排除的現象。**

血液積毒症是為什麼那麼多年輕人在第一次世界大戰上戰場前被體格檢查委員會拒於門外的唯一解釋。許多人被派到法國去，但不久就需要就醫，因為他們已接近毒素容忍的極限。刺激用光了他們的神經能量，在血液積毒症之後緊接而來的是體質衰弱。他們的病痛被賦予名稱，但真相是他們罹患了血液積毒症，而且他們的疾病都是血液毒素危機，那意味著替代性排除作用。

那些男孩入伍後用掉無數支的疫苗，緊接著體質衰弱的影響之後降臨的，也許是恐懼或憂慮。

診斷只是類似做記錄？

根據現代醫療科學所做的診斷，是一種症候學上的設計，充其量就是在發現器官變化（病理變化）方面的參考，但若沒有發現任何變化或病變，就會建議病患回家休養，幾個月之後再回診，也或者再觀察一段時間。即使案例呈現出病理上的變化，例如我們在風濕關節炎中所看到的，據我所知的處理方式，也是送回家休養六個月，因為找不到任何感染的地方。

送走病人的時候，他們會說：「經過徹底的檢查之

後，我們找不出你的病因。六個月之後再回診，也許到時候就看得出來了。」專業人員受到病灶感染理論的影響之深，可見一斑。假如發現了牙齒感染或鼻竇感染，那又怎樣？是什麼造成了牙齒和鼻竇的感染？為什麼風濕是一種感染的症狀，而病灶感染不是風濕的一種症狀？

真相是，風濕病、牙齒感染和鼻竇感染，以及其他身體上的病理發現，都是**結果**。沒有損傷的症狀代表了功能失調，只是重複發生的時間長度和頻率還不足以引起器官變化。

假如進行診斷後會找到疾病的原因，那麼我們應該在哪個階段開始尋找病因？是一開始的時候，或者等到器官產生完全的變化之後，又或者要在屍體上尋找？麥肯齊相信，應該在一開始的時候尋找，因為那是身體最早發生變化的時候。他相信，在這個階段做密集研究可以找出病因，但他在觀念上有錯誤——這一點，可從風濕和癌症無法在初期或後期發現，以及相信細菌導致疾病的人無法在發現病變之前先發現細菌而證實。在我看來，這場遊戲已經玩了五十幾年，對於一個投入大量人力卻毫無斬獲的計畫，是時候該捨棄它了。**診斷充滿了太多不確定的因素，所以一點兒都不值得信賴。**

想在結果中找出原因，是不可能的

研究工作動用了大批實驗室專家來尋找疾病的原因，但他們註定要失敗，因為想要在結果中找出原因，是不可能的事情。

那些專家對於健康和疾病原理的知識太有限，以至於被這個主題所迷惑，而這樣的迷惑往往導致他把每一個來到眼前的案例，都視為腦膜炎、盲腸炎、卵巢炎，或任何剛好是他擅長治療的疾病。事實上，**所有任何種類的疾病侵襲，如果還沒從機能失調演變成器官疾病，大部分都能復元──不管有沒有獲得治療。**

我需要為這項聲明做點解釋。據說，**百分之八十的人在生病後會康復，或者在沒有醫生的幫助下復元。**所謂的疾病侵襲，不管是什麼種類，全部都是血液毒素危機，這表示毒素已累積超過飽和（容忍）點，而發生替代性排除作用，這些危機可能是我們所稱的感冒、流感、扁桃腺發炎、胃炎、頭痛或其他輕度病痛的症狀──如果經過治療，我們會說病被醫好了；如果沒有經過治療，我們則說疾病不藥而癒。

然而真相其實是，當多餘的毒素（累積量超過身體維持舒適所能容忍的頂點）被排除，便會恢復舒適感，這

並不是療癒，而是大自然的緩解方法之一，**亦即當病因或體質衰弱的原因被找到和移除，神經能量便恢復正常**。排除作用移除毒素的速度，就和代謝作用產生毒素的速度一樣快——這就是健康，如此而已。

讓神經能量恢復正常，病人就會痊癒

簡單的說就是：**戒掉所有令體質衰弱的習慣、別再大吃大喝、休息直到神經能量恢復正常**——能做到以上的事情，病人就會痊癒。短期或長期斷食，對大部分的病人而言是有益的；害怕斷食的人，就不要斷食。所有其他的所謂的療法，都是人們的錯覺，充其量只能作為一時的緩解，但每天被執行的療法已多到足以讓一整個軍隊的醫生和民俗治療師三餐溫飽，並且獲得某種程度的尊重。

然而，被治療的病人就像冰河一樣，不斷地向下朝冥河移動，成千上萬的人在達到天年之前、許多人甚至在達到壯年以前便向冥府報到，他們對疾病的真相都抱持著錯誤的看法，也對治療抱持愚昧的觀念。

關鍵是去除刺激的原因

當一個孩子出現發高燒、疼痛和嘔吐的症狀，他得

的是什麼病？有可能是吃太多，或吃了不適當的食物所引起的消化不良，那有可能是胃炎、猩紅熱、白喉、腦膜炎、小兒麻痺症或其他所謂的疾病的開始。根據血液積毒症理論所做的治療，我們可以有信心相信應該是有效的。不用等待病情發展、不用猜測、不會犯錯。

我們所要做的是針對任何所謂的疾病（無論有沒有病名）進行矯正治療，去除刺激的原因，無論那些原因是什麼。

* **有百分之九十九的機率，我們的腸胃裡塞滿了未消化的食物。** 要淨空腸道，去除這種感染源，然後泡熱水澡，時間長度要足以從任何疼痛中獲得完全的緩解；再度感覺不舒服的時候，就再泡一次澡。要每天灌腸，如果症狀需要的話，就一天兩次。

* **如果發生發燒的情形，可以不用做灌腸的動作。** 讓病人保持安靜，提供他充足的新鮮空氣和水。要注意，除了水之外的任何東西都不能下肚，直到完全克服發燒和不適的情況，之後可以開始給病人吃很輕淡的食物。

* **常攝取肉類、蛋和過量牛奶的兒童，很可能發生與蛋白質腐敗相關的疾病。** 假如靠著吃水果、全麥及其他全穀

和蔬菜長大的孩子，有任何人會產生白喉、猩紅熱、天花、或敗血性的發燒（傷寒）的話，是很令人懷疑的事（我相信根本不可能）。

所謂的療法，是一種錯覺

一個人有什麼樣的想法，他就會變成那樣的人。保持定期吃藥看病的身心習慣，是導致惡性疾病與流行病的原因。

一般專業人員信奉抗毒素血清、疫苗和自體療法，而這些療法正好適合導致惡性疾病的生活模式所具備的心理特點。

所有所謂的療法，總有一天會被證明是一種錯覺。記住，沒有血液積毒症的兒童是不會生病的。不管所呈現的局部症狀是什麼樣子，它們的基本原因必定都相同——血液積毒症加上敗血性感染；而且**如果以去除刺激來治療疾病的這項主張漏掉食物的話，用這種方式所做的治療將功虧一簣，**也就是夭折——如果你喜歡這麼說的話。

只有一般醫療經驗的醫生，會宣稱以這種方式（血液積毒症療法）恢復健康的案例既不正規又缺乏強度。當

然，這些案例並不典型，因為他們並未因為恐懼和「促進疾病」的療法而病情加重、惡化。

醫生會說：「如果那是一個白喉案例呢？應該使用抗毒素血清，因為它是治療白喉的特效藥。」什麼是白喉？一個腸胃發炎的血液積毒症患者攝取超過消化能力所能負荷的動物性食物，在分解食物過程中所造成的感染，症狀出現在扁桃腺，看得到有一片片淺灰色薄膜覆蓋住扁桃腺或喉嚨的其他部位，伴隨難聞、強烈、噁心的口臭，而且身體極度虛弱。

發生這些症狀的病患，一直過著很不規律的生活：他們的飲食中一直含有過多的動物性食物和澱粉（傳統麵團混合物），而且缺乏生鮮蔬菜和水果；如果病患是年幼的兒童，那麼他們唯一的動物性食物也許是牛奶。長期或短期以來，他們一直有胃不適、便祕的問題，也許發生過幾次因急性消化不良所引起的胃痛。

在有些案例當中，病患的身體狀況實在太糟糕，光是一次嚴重的消化道內腐敗作用，就可能在一到三天內致命。當這種狀況發生在體質極衰弱和血液積毒症很嚴重的病患身上，他就會被白喉毒素——急性蛋白質中毒（腸道內腐敗作用）——給擊垮。

惡性腫瘤會發生在因暴飲暴食而處於消化不良狀態的血液積毒症病患身上，他們的飲食中動物性食物（有可能只有牛奶）占絕大部分，他們的身體或多或少都因蛋白質分解後再混合而受到感染。於是，突然一頓大吃大喝、過多的廢棄物所製造的血液毒素危機，再加上虛弱的身體和毒素達到零容忍的頂點，身體就被敗血性中毒擊垮。

給病人吃食物是犯罪行為!?

在所有的流行病中，死亡案例都是**體質非常虛弱且飲食無節制的飲食無度者**，因腸道中的腐敗物質引起血液積毒症和感染。

給病人吃任何食物，簡直是犯罪行為。直到症狀消失以前，不應該給他們吃任何食物；症狀消失後先從蔬果汁開始（絕不能吃動物性食物，好幾週都不行）。一天應該泡三次熱水澡，每幾小時就以灌腸淨空腸道，直到所有的腐敗殘渣都被清除；然後，可能的話，每天施做胃灌洗術，直到徹底清除腸胃中的所有腐敗物質。在夠多的腐敗物質被人體吸收而造成死亡之前，**病人的生死繫於能否擺脫仍然滯留在腸道中的腐敗食物。**

所有的流行病，都是體質明顯虛弱的血液積毒症患者發生了大量食物中毒。由食物引起的中毒類似於化學物質中毒，抵抗力最弱（體質最虛弱、血液積毒症情況最嚴重）的人，所受的痛苦最多，死的也最早。中毒引發了血液毒素危機，而這兩種損毀神經的影響力會擊敗受到誘發而產生的抵抗力，若不正確的治療可能導致死亡。

　　所有的急性疾病，都是消化道感染在血液積毒症患者身上發生作用的現象。血液積毒症患者體質愈虛弱，血液毒素危機就愈嚴重。當然，有智慧的人都看得出來，當疾病的誘因是食物中毒時，給予病患食物是件危險的事。

　　要讓病人保持溫暖和安靜，空氣保持清新。施以再多治療都是多餘的，最重要的是擺脫體內的腐敗作用。這類疾病只發生在明顯的體質衰弱、血液積毒症患者和飲食習慣非常差的人身上。

不要和令體質衰弱的習慣妥協

　　我將血液積毒症療法和「一般醫療」之間的差異做個簡要的總結：血液積毒症療法是以所謂的疾病的真正原因（血液積毒症）為基礎的一套系統。

在血液積毒症開始發展之前，自然的免疫作用會保護身體抵禦細菌、寄生蟲和所有生理變化的干擾。毒素是一種身體各種機能運作過程中所產生的副產品，它就像生命一樣是持續與必然的。當身體狀況正常時，毒素被製造和排除的速度是一樣的。從製造到排除，毒素的輸送都由血液負責，因此**身體的血液裡無時無刻都有毒素的存在**。以正常的毒素量來說，它只會對身體造成些微的刺激，但當身體虛弱時，排除作用就被堵塞住，然後無法排除的毒素量一直累積，直到變得過度刺激（引發血液積毒症），量的範圍從稍微過多到可以造成死亡的巨大量。

由於治療的方法太簡單，反而使篤信療法的人躊躇不前。冒險式的療法（鼓勵用藥、反而造成體質虛弱、損害健康的療法）是在建構疾病，只要找出耗費神經能量的管道，然後阻止它，就阻止了所有的神經能量外洩的源頭，之後，復元就只是時間問題，大自然自會處理所有的修復作用。不過，她討厭援助，也就是醫療的好管閒事。

在寫作和提供建議時，我往往會犯下的一個錯誤，也就是理所當然地認為諮詢者能理解我的意思。不過，既然我對自己的話沒有提出口頭或書面說明，對方未必就能了解。

在阻止神經能量外洩的問題上，我會很自然的說：「找出耗費神經能量的管道，然後阻止它，就阻止了所有的神經能量外洩……」之類的話。我很訝異自己竟然那麼愚蠢地對病人說別再讓自己衰弱無力，然後略舉一、兩種令體質衰弱的例子，例如：別操心、戒菸、戒酒、控制脾氣、別吃太快、別讓自己太激動……，就結束了。

戒除一項令體質衰弱的習慣是有益的，不過，**可靠的健康，是不容許有任何令體質衰弱的習慣存在。**

Chapter 8
戒掉弱化體質的壞習慣

無度的行為，會使人變成「畜牲」：失去自我控制。體質原本很好的人往往變得神經質，把健康和舒適都拋得遠遠的。

為了確實了解疾病，我們必須知道疾病的原因；還有，既然**血液積毒症是所有所謂疾病的原因**，而且**體質衰弱（身心上的衰弱）是造成血液積毒症的原因**，那麼生病而想康復的人，以及想知道如何保持健康的人，就有必要知道造成體質衰弱的原因是什麼。

一個正常、健康的人是和諧的（懂得自制），而且沒有損毀神經能量的壞習慣。一個懂得自制的人，不會受到習慣的控制、刺激、束縛或驅使。

能自主的人 VS. 被感官主導的人

人分為兩種，一種是能夠自主的人，另一種是受到口腹和感官之欲主導的人。一個人如果屬於前者，他會享受健康到終老，而且從九十歲到一百五十歲才開始走下

坡；一個人如果屬於後者，有些多多少少自己無法克制的習慣（輕微的），他也許能活個六十到九十年，但如果他是個縱欲主義者，受到習慣和激情的掌控，喜歡熬夜、睡前抽菸或吃宵夜、夜晚起床抽菸（我認識一位名醫，他習慣用菸草助眠，五十四歲時就死了）、藉著喝一杯來安定神經和助眠，或接觸過性病患者，那麼他會變得易怒、愛抱怨，然後英年早逝。

無度的行為，會使一個人變成可憎的畜牲；這裡的「畜牲」是指一個人失去自我控制的狀態。體質原本很好的人往往變得神經質，把健康和舒適都拋得遠遠的。這些人都只感受過短暫的舒適，然後又受到藥物或刺激物的鼓動，變得失去控制。我們的年輕人迅速發展出一種多重耽溺的樣態——喧鬧、菸草、酒精和聯誼會，進而發展出性神經官能症（例如：早洩、陽痿、月經不調、性欲減退等），使下一代充斥著麻痺、癲癇、精神錯亂、低能、白痴和畸形，不斷糾纏著那些未因急性疾病而死的人。

這一類的人大約能活到三十至六十歲，大部分的人都死得早，並會很快進入不舉的年紀。我認識一個超級天才，他在三十五歲便死於運動失調症。我引用他對自己生命最後幾年所寫的一些描述：

午夜的淚水，我能否讓它們凝結成珠，
然後收集起那一顆顆的悲痛做成一串念珠，
讓火熱的雙唇獻吻。
它象徵我在這些沉悶歲月中所忍受的痛苦，
使我領悟帶來拯救的信念和令人歡欣的希望，
然後我示意這些痛苦的根源迅速盡情地流洩，
如果它們悲傷的洪流能在那些不幸受苦的人耳
邊祝福或低語，賜予平靜。

我的世界縮小到最後，只有這個房間那麼小，
這裡，就像座監獄，但我只能待著。
我寧願做黑暗中的囚徒，
就在某間潮濕的地牢裡，用力拉扯我的鎖鍊，
因為到時候，也許，我還能獲得自由。
哎，神啊！
一想到我必須在這裡凋零，
受到疾病和痛苦的桎梏，
年復一年在生不如死的滋味中邁向死亡，
快樂便從我的胸口被放逐出去，
然後醞釀起悲傷之歌。

我常想著，這雙步履蹣跚的腳，
現在幾乎無法靠著它們走到床邊。
曾幾何時，它們讓我疾行如風，
如今只能可悲地支撐起我的身體走向毀滅。

擁有主宰力量的你，
是愛，或欲望，或激情，或不管什麼都好，
是怎麼把深紅色的玫瑰變成塵土、
然後將它們枯萎的葉子散落在這顆心上？
現在，雖然它們惡毒的刺穿透我的生命力，
用毒蛇般的獠牙刺傷我，
但我仍然感覺得出來，
我的心對風月場所依然難分難捨。

而我微弱、恍惚的思緒，
常常偷偷地溜回到那些甜蜜的罪惡之事上，
直到我的理智回神。
但還有一個避靜之所，供我逃避：
可愛如夢的啤酒，常令我身心陶醉，
現在我又來了，

我要順著遺忘河往下漂流，

直到遺忘海。

　　三十五歲的生命，對一個能以魔法將文字變成詩篇的天才來說，太短暫。

　　不少人都付出了跟他一樣的代價，但沒有幾個人的詩歌可以贏得這麼多的讚賞與共鳴。沒多少人能夠讀懂詩歌裡的寓意，詩歌往往是一生的縮影。

這些習慣會讓「嬰兒」體質衰弱

＊嬰兒不該常被抱著走動，不該睡在媽媽的懷裡，不該暴露在明亮的光線、大聲說話、噪音、太熱或太冷的環境中，不該在嬰兒車、汽車、火車和電車裡被大力搖晃。太多的各種刺激會令幼小的嬰兒不適，應該時時讓幼兒處在有助於睡眠的安靜環境中。

＊除了洗澡和換衣服，不該在他們一吵鬧時就把他們抱起來——你所需要為他們做的一切，就是保持乾爽和幫他們變換姿勢。

＊餵食幼兒的頻率，不該多於每四小時一次，而且除非孩

子醒著，否則不用餵食——為了餵食而喚醒孩子，是非常不必要且有害的舉動。

＊人類是靠腦脊髓液而產生動力的，應該盡量保持靜止的狀態，以保留神經能量供未來使用。**學習沉穩或自制（教導孩子學會獨處），要從一出生就開始。**不需要特別為孩子提供娛樂，當被留著獨處時，他們會在熟悉自己的過程當中找到消遣。把照顧孩子當做好玩（逗弄他們），會培養出孩子的不滿足感，並造成體質衰弱。

這些習慣會讓「孩童」體質衰弱

學齡期間的兒童，會在課業、運動和各種刺激物的促使下變得體質衰弱。

孩子們的玩樂應該有所限制，當出現情緒過分激動的狀態，就停止玩樂。

此外，**太多的功課、考試、不情願的運動、各種競賽測驗，都會誘發人對食物毫無道理的渴望。**當一個成長中的孩子被迫達到了神經緊張的極限，大自然就會啟動某種保護方式；而且，當一個人沒有辦法躲開習俗或慣例永無止境的折磨時，就會失去對食物的正常欲望。

壞習慣 1 利用「強迫進食」來增加體重

學校的整個供膳系統，如果沒有害死孩子的話，就是害學生體質衰弱且摧毀他們健康的原因之一。

美國聯邦政府正在毀掉我們成千上萬的年輕人，教導他們致病的習慣。政府應該賠償他們一筆撫恤金，並且別再壓迫他們。現行的悉心照料方式會帶來極大的負面影響，這不只是對接受醫療照護的退伍軍人而言，對於在醫院裡想把工作做好的人也是一樣。

做醫生的必須要有能力察覺到其中的詭詐之處。致病習慣一開始的時候往往就像個玩笑、實驗，只是想看看那些有興趣的人會怎麼做，但最後的結果往往是染習者自欺欺人。

有一個常見的習慣，往往也是導致生病的習慣，那就是自憐——為自己感到遺憾。例如小孩容易裝病以換取他們想要的東西一樣。

即使是學校提供的午餐，也會因為養成不滿足的心理而導致體質衰弱。必須鼓勵孩子培養獨立的精神——榮譽感能夠拯救這個世界。除了校園裡那些所有摧毀神經能量的習慣之外，許多孩子還必須矯正牙齒，這表示會在神經上施壓，以及或多或少的刺激；還有切除扁桃腺和盲

腸……，這是一種惡性的醫學風尚，但**如果能正確地攝取食物，就沒有任何理由需要動手術。**

因之前所有的原因所導致的體質衰弱進而造成的疾病，必須使用疫苗與血清來防治，這又是一種無知的流行，只是在建構疾病罷了。

人們因為錯誤的生活方式而生病，於是利用手術來去除這些突然冒出來的東西。然而，只要能夠斷絕病因，疾病就會離我們遠去；而大自然療癒的方式，就是移除令體質衰弱的原因。

壞習慣 2 嬌生慣養會「寵壞」孩童

孩子嬌生慣養，會讓他們養成急躁、野蠻、暴飲暴食、不忌口和壞脾氣等令體質衰弱的壞習慣。許多年紀大一點的孩子會抽菸、喝咖啡，而且吃過量的甜食和麵食。許多人很早就出現自暴自棄的現象，而這也是導致胃部出毛病的原因。過度的跳舞狂歡、失眠、抽菸、喝酒、淫亂、染性病的青少年，在思考過結果之後會驀然地感到恐慌。

急躁的孩子很難做好任何事情，而他們急躁的原因是他們嬌生慣養，對事情拿不定主意。不管束孩子根本是

犯罪行為，必須讓孩子懂得聽話，千萬別等到他們生病了才教。記住，焦燥易怒會助長疾病的發生，讓孩子一直生病。

壞習慣3 恐懼是令孩童體質衰弱的主因

恐懼是體質衰弱原因中最重要的一項。引起兒童恐懼的事情很多，他們被教育成要害怕黑暗、陌生人和處罰；家長往往為了微不足道的理由而暴躁地教訓孩子，使他們處於恐懼的狀態中；許多父母會在孩子面前爭吵，這種事情太常見了。

一個人的不法行為始於家庭、始於哺乳期。一個不尊重父母的孩子，也不會尊重州法律或國家法律；一個不順從、不願妥協的孩子，是不會尊重他的父母的。無條件臣服是培養人格的必要紀律——不過，孩子不會遵守連父母都不遵守的法律。

天生的疾病和犯罪行為是家門不幸，再多專業醫師、法律和宗教信仰的「治療」都無法治癒，因為沒有任何一種能夠去除致病原因。死於慢性疾病的人，追根究柢是因為無法自制。

孩子的生活當中，還有許多令他恐懼和焦慮的事。

然而，不論是在家、在學校或在教堂，都沒有孩子能在恐懼的陰影下健康的生活。

記住，**受尊重的家長所教導的紀律，能夠帶來愛，而不是恐懼。**

另一方面，自從教會不再用地獄的磨難來嚇唬世人和創造恐懼之後，人的壽命就增加了。**使人因為恐懼而保持完好的道德，並不是一種健康的傳道方法**，而且那根本算不上道德，因為去除恐懼之後，隨之而來的便是大量的放縱。

恐懼與愛是相互抗衡的，人類被教導要敬畏上帝，同時也要敬愛祂。恐懼是真實的時候，愛便是虛假。

愛是道德培養的基礎，建立在恐懼之上的愛只能培養出假道德，而那就是我們文明中所有慣用謊言的基礎。

從孩子還是胚胎或剛出生，一直到學校生活、社會生活和婚姻，所有關於孩子的恐懼，也都會導致他們體質衰弱。但由於缺乏如何哺育小孩的正確知識，使得家長對孩子的健康產生不必要的擔憂。

壞習慣 4 少年過度自慰是大問題

令人感到不幸的，如何教導幼兒避免因為過度玩

樂、飲食、控制脾氣和情緒、自慰,而破壞健康和造成智力發展不健全,幾乎一直是每個家庭都缺乏的知識。

在孩子身上的種種放縱,都非常容易招致疾病。然而,沒有一種習慣會像性刺激一樣,那麼常令人耽溺、那麼的自我毀滅;也沒有一種習慣會像它一樣,那麼容易被家長忽略。

一般人以為運動失調症是由梅毒引起的,但事實上,其形成的原因是腦脊髓衰弱——由各種感官享受所造成,尤其是性愛。這種疾病的患者,通常從小時候便開始自慰;家長應該教導孩子避免這類惡習。曾有幾位運動失調症患者向我坦白說,他們從八歲時便開始自慰。十到十五歲是頻繁自慰行為開始的年紀,除非遇到非常老練的醫生,否則孩子不會坦白;但我敢說,很少有小男生不向我坦白。這種習慣在女性身上就沒那麼常見。

在心裡有性幻想對象,會讓在這方面的生理放縱所造成的體質衰弱更為嚴重,淫蕩的夢境令人墮落的程度與縱欲過度是一樣的。

幼年自慰,之後縱欲過度,往往造成在議事論壇和求學方面頗受矚目的人。然而,耍嘴皮子或滔滔不絕的模仿與提出大量論證,二者之間是有差別的。二十到二十五

歲之間的知識分子，由於縱欲過度而造成大腦衰退，往往在四十五歲時就退化成庸才。性濫交之外，再加上香菸、咖啡、茶、酒和過度或錯誤的飲食，難怪男人到了六十歲，如果大自然還沒為他執行安樂死的話，就只適合持哥羅芳（chloroforming）自盡了。

這些習慣會讓「成人」體質衰弱

成人在生活中也有許多令他們恐懼的事。家計問題會帶來焦慮，但是當累積到一定的量時，就沒必要為這類事情感到恐懼。人之所以會產生恐懼感，是因為他們認為也許會發生什麼令他們窮困潦倒的事。為什麼？因為大家對商業倫理沒有信心——在商業中，沒有上帝的存在。

壞習慣 1 憂心於事業

憂心於事業是體質衰弱的根源之一。事業本身（任何一種事業）卻不是憂心的原因——**把工作做得漂亮是件愉快的事，而任何愉快的事都有助於培養人格；馬虎處理的工作才會帶來不滿，但憂心的人從不藉著自我反省去發現原因。**

人的一生當中遲早會發生體質衰弱的現象，然後是疾病，接著便憂心忡忡地尋找療法。事業代表一個人的成就與內涵，徹底了解自己的事業、懷抱正直勤勉的態度，就能去除所有的擔憂，並且節省神經能量。擔憂並不會製造效率，也不會去除沒效率——擔憂、缺乏情緒控制、不當的飲食、刺激物等等，都會造成疾病。

在達成平衡上，沒有什麼比徹底了解一個人的個人習慣和職業還要有幫助。虛張聲勢和說大話，也許能暫時讓人產生有效率的印象，但善惡終有報，最後總會真相大白。擔憂，即使是外在表現得心平氣和，但它遲早會打破這個假象：勞工會崩潰，因為擔心疾病會奪走他的性命；一天到晚擔心這個、擔心那個的家庭主婦，會變得體質衰弱並且失去健康……他們擔心的原因是缺乏對攝取食物的控制、缺乏對情緒的控制、缺乏對身體的照顧，以及缺乏效率——他們非但沒有毅然決定要努力去除所有的缺點，他們還被缺點擊垮。

壞習慣 2 不受控制的脾氣

一定要克服不受控制的脾氣，否則它會擊垮向它投降的人。

＊愛說閒話不是一種值得稱讚的品格，除非你下定決心去克服它，否則到時候它會把你的好朋友都趕跑了。

＊個性喜歡嫉妒和妒忌（吃醋）的人，靈魂會被這兩種「腫瘤」給啃蝕精光。當我們沒有了靈魂之後，還能夠用什麼去愛人？

＊任何具有懶惰和摧毀健康等習慣的人，總會允許自己的行為表現低於朋友的期望標準，然而，總有一天他會驚訝地發現，朋友們紛紛離他而去。

＊什麼樣的老人會被遺棄而獨居？是那些過著自私生活的人──當他們應該靠自己的時候，卻要別人的服務。幸福與快樂必定來自於內心──來自於熱愛服務、工作與閱讀。假如在垂垂老矣之前還沒找到這個青春與愉悅之泉，最後我們所擁有的就只有自己了。即使身處在茫茫人海之中，我們也是孤獨的，直到永遠。還有什麼比這種事更可悲？

壞習慣3 自我放縱

自我放縱是道德的相反詞，而且會招來自責。

貪嘴的人道德如何？他們的宗教信仰如何？在任何事情上無所節制，最後會變成異乎尋常的自私放縱，而在

這種性格之下，會產生自我憐憫和尋求解藥的渴望。浪費的習慣，即使有取之不盡、用之不竭的供給，也會養成自我毀滅的品德，就像報應一樣，繼之而來的就是走上英年早逝之路。

死因也許可能有心臟病、中風、癱瘓、腎臟病、自殺⋯⋯等等，然而，知道這些病名又如何？這些都是令人產生誤解的名詞，真正的原因（最初的、最後的、且一直都是），其實是自私的生理與心理，也就是毀滅性的自我放縱。

一項對自然的研究揭露，**人生必須以服務為目的，不過，要注意的是它的意思並不是指施捨，而是指幫助他人自助。**

自我放縱於使用刺激物，即使是適度的使用，也會持續耗竭神經系統。總有一天，最後一根雪茄、最後一杯咖啡、或最後一頓大餐會折斷命脈，而且像這類的偶發事件總是出其不意。

壞習慣 4 工作「過度」

據說，工作過度會使體質衰弱，但這只是暗地躲藏的許多致命壞習慣的共同藉口。不能樂在其中的工作會令

人體質衰弱且促進疾病；一顆欲求不滿的心（在手邊的工作尚未有效處理之前，就想嘗試別的工作），付出的欲望比努力還多。

除非工作者能把工作視為己任，否則那項工作永遠無法被處理好。

我們應該把富創造力的天性運用在工作上，我們工作的創造動能，應是創造者的想像力（創造者的愛），而非薪資。

不滿足與工作過度的情緒會使人體質衰弱。擔憂、恐懼、悲傷、憤怒、熱情、生氣、高興過度、沮喪、不滿、自憐、驕傲、自大、嫉妒、妒忌、說閒話、說謊、不誠實、不履行義務和約定、趁機占便宜、濫用朋友的信任、濫用他人對我們的信賴……，一切的一切，最後都會發展成無可救藥的疾病。

壞習慣 5 長期悲傷

悲傷會令體質衰弱。體質極衰弱且血液積毒症問題嚴重的人會被悲傷的情緒擊垮，而且，除非能臥床休息、保持溫暖和安靜，並且不進食，否則可能帶來死亡。在這種情況下，我們吃下肚的食物不但不會消化，反而還會產

生像毒藥一樣的作用。有些人會因為太過悲傷，而導致在病弱中度過一生。

壞習慣6 身心震驚

心理或生理的震驚，都可能造成體質衰弱，而且會嚴重到因心臟衰竭而死，或是永久性的神經緊張。若又吃錯誤的食物或暴飲暴食，可能對恢復健康造成阻礙。

世界大戰期間，有許多士兵染上的炮彈休克症（又名「彈震症」），最後變成靠著「菸草和其他令體質衰弱的習慣來熬過」的永久性病弱狀態。當然，暴飲暴食還會防礙健康的恢復。

壞習慣7 懷抱憤怒

憤怒會令體質衰弱。日常的惱怒震驚會造成影響深遠的體質衰弱，一點微不足道的小事就能引起的怒火，會破壞消化作用並且造成神經緊張。

除非能克制脾氣，否則可能演變成癲癇和導致死亡的癌症。長期心懷不滿的人，很容易罹患胃潰瘍或胃癌。無法克制脾氣的人，往往會產生風濕關節炎、動脈硬化、膽結石和提早老化。

壞習慣 8 自大易生怨恨

由於自戀、自私、厭世和猜疑，自大者只看得到他人所有行為不友善的一面，一舉一動都不利於他。這會引起體質衰弱及血液積毒症，然後導致許多神經方面的干擾，甚至精神錯亂。

厭世者愛自己勝於一切和所有人，一旦他懷疑他身邊最親近、最親愛的朋友，對方在他心中的下場便是人頭落地。

自我中心者憎恨所有不能滿足他虛榮的人，他隨時都能產生怨恨和憤怒的情緒，但他在施展手段和詭計的時候，總是會偽裝出笑容。當自我利益受到侵犯或被忽略的時候，友情、信譽、正直和誠實必定會在轉眼間消失。這種類型的人不知感恩，他們索求一切，而且施予必定別有用心。

如果自大的程度較輕微，也許不會演變成討厭、蠻橫的自私。

壞習慣 9 自私易生沮喪

自私的天性是總先顧及自己。

父母對孩子的愛，會被解釋為常見的自私類型。當

兒子或女兒的婚姻違逆父親的期望時，他們就被剝奪繼承權，這是為什麼呢？因為是抱負心理在做祟。愛不只是情感，它往往更是一種自私的抱負──自私，會導致體質衰弱與血液積毒症。

自私類型的抱負會招致健康不佳，因為它最後會遭受許多的沮喪之事。 抱負能在一個人成功的時候，使他接連滿足一己感官之欲，而滿足私欲之後，隨之而來的便是所有所謂的疾病。高尚的抱負必定伴隨自制與為人類服務，而健康與長壽就是其中兩種報償。假如一個人心懷抱負的目的是為了炫耀和賣弄，那麼最後他得到的喜悅會是轉眼即逝般的短暫，而且為了實現這個抱負所耗費的神經能量，已經超過它本身的價值。

成千上萬體質虛弱的女性，常因為把心思和力氣放在宴客和炫耀服裝、房子、家具擺設而招致血液積毒症。女人滿足於愚蠢、可笑的抱負，然後因為實現抱負的興奮激動而付出損害健康的代價。在一個午後派對裡所耗費掉的許多精力，不是她們可以在一週內恢復的。

壞習慣 10 嫉妒傷人傷己

膚淺與病態類型的嫉妒，是一種吝惜的天性。

具有這種愛嫉妒特質的人，是天生的破壞者。這種人會暗中對付他所嫉妒的對象，用諷刺的語言來破壞他人的名譽。

偷走我錢包的人，不過是偷到一些廢物；一些虛無的東西；昨天它是我的，如今是他的，而它也曾經是千萬人的奴才；但是誰偷去了我的名譽，盜走我那不能使他富有的東西，卻使我真正貧窮了。（莎士比亞）

在安全的狀況下，這樣的人對於聲譽勝於他的人，會無所不用其極，甚至以損害他人身體的方式傷害對方。值得嘉許的嫉妒類型，是渴望自己能像嫉妒的對象一樣成功。為他人的成功感到高興、試著追上他們，並且靠自己的努力達到成功，擁有這樣的觀念，才能創造健康的心理和身體。

壞習慣 11 愛與妒忌（吃醋）

索羅門王說：「愛情如死之堅強，妒忌如陰間之殘忍。」他應已領悟箇中道理。

莎士比亞曉得在他的時代所值得知道的一切事情，
他說：

　　　　多少傻子妒忌地侍奉瘋狂！
　　　　一個妒忌女性的惡毒喧鬧，
　　　　比瘋狗的牙齒有更致命的毒害。

　　自有理智的開始，人們就知道過度激動的情緒會造
成徹底的毒害。但是，除了知道「毒害是源自於自身」的
盛怒、愛、妒忌、憎恨和悲傷等本質及其產物的作用方法
之外，毒害從未有一個令人滿意的解釋，直到血液積毒症
學說做了清楚的闡釋。莎士比亞十分熟悉妒忌的病狀，我
們從他筆下人物所說的話中，便可看出跡象。

　　過度的情緒（例如妒忌或盛怒）會突然產生深度的
體質衰弱，而這會抑制身體的排除作用。血液中充滿了毒
素，然後引起「爛醉」般的惡性血液積毒症。如果這是發
生在好勇鬥狠的人身上，會令他們更胡做非為，有時甚至
會犯下謀殺案，也許是好幾起謀殺案；但若發生在較為他
人著想的人身上（較不自私者），可能會以自殺來結束這
場心理風暴。

妒忌與得不到回報的愛，即使情況尚不劇烈（在邪惡、不道德者的身上醞釀），但是體質衰弱和血液積毒症會漸趨嚴重，侵蝕原本良好的體質。黏膜炎和潰瘍可能變得更好或更壞，但最後都沒有復元的希望，除非能克服令體質衰弱的情況——也就是令體質衰弱的身心習慣，而其中，妒忌是主要原因。

壞習慣 12 暴飲暴食

暴飲暴食是常見和普遍令體質衰弱的習慣。攝取過多脂肪——奶油、黃油、肥肉、油脂；大量麵食、甜食；過度進食；在兩餐之間進食，和在兩餐之間喝水而阻礙消化作用。

耽溺於食物的狀況比耽溺於酒精更常見。 潛意識忙碌得像一群蜜蜂似的，忙著取代、矯正和修補工作；或是用一個過度刺激取代另一個——要求烈酒、菸草、鴉片……等等來取代大吃大喝，以興奮、震驚和過度的感官享樂來取代食物中毒。索求無度的感官享受能被過量的食物或其他刺激物所撫慰，然而，當身體的真正需求受到妨礙，受害者便會開始胡做非為。

一位法國牧羊人的女兒，她的婚姻遭到父親的反

對，便趁著父親睡在營火旁時殺了他。悲劇發生後有一些人來到營地，發現那名女孩正在吃她父親的心臟，她把它切下來放到火上烤。當眾人被她的食人行為嚇壞時，她舉起吃剩的心臟，冷笑著說：「他令我心碎，我就要吃掉他的心。」

才不久前，一位縱情酒精與玩樂的女孩受到神經過度激動的驅使，而殺害自己的母親，因為她的母親試圖阻礙她滿足自己潛意識中更多刺激的需求。

當體質衰弱和血液積毒症達到上述兩名女孩身上可看到的「爛醉」狀態時，文明和道德的法則也會向潛意識的法則投降，而潛意識法則就像宇宙法則和秩序一樣，非關道德，需求才是真理。

心理的風暴就像生理的風暴一樣失序，不過它們也遵循著自己本質上的法則。它們對於外界的反對絲毫不會有所顧忌，只管如惡魔般無情地摧毀秩序。

我認為，每一個人都應該要知道，這種現象是潛伏在每個人身上的，而達到那樣的毀滅之路就是令體質衰弱的習慣。

禁酒令是一種完美的理想，但它只是在創造更嚴重的社會疾病時的暫時緩和劑。什麼樣的母親寧願看到自己

兒子被銬上手銬送進監獄，而不願看到他從街角的酒店買醉回來？

問題集中在：大腦的體質衰弱和血液積毒症會造成神經過敏狀態，並且伴隨各種併發症，酒醉只是取代了搶銀行和其他不法行為。只要醫師的專業醫囑在假日對我們喋喋不休，耽溺於食物的情況就會一直存在，並持續造成我們週一上班日的爭吵──這樣一來，我們所要做的就不只是制定規章去執行法律和維護秩序了，畢竟，我們大部分的法律，都是由耽溺於食物和菸草的立法人員所制定出來的啊！

記住，**酒醉和各種犯罪行為都是替代性的毒素排除作用──血液毒素危機。**實施禁酒令和控制犯罪（也就是叫人節制不喝酒和遵守法律）在個人身上必定是失敗的。對於師法大自然的人來說，理由應該很明顯──我們的欲望是基於潛意識的需求，與觀點和道德無關；我們的潛意識並沒有道德與不道德的分別，它隸屬於偉大的宇宙，而宇宙是有條理的，有完美的秩序，但無關道德。任何種類的縱欲無度會創造一種需要，這種需要假如未以一般的方式去滿足它，就會轉而以其他方式滿足。外科手術、法律和止痛劑也許能緩解效果，但療法應以去除原因為基礎。

立法機關就像只會大放厥詞的醫生，不能倚賴，自我控制才是唯一的療法。培養自我控制的能力，就一定會了解到自我的身心需求。

貪吃造成了腸胃裡的腐敗作用，神經能量在抵抗全身感染的過程中被耗盡。為了保暖（發熱、禦寒及升溫）而供給到身體表面的血液，被召喚到消化道的黏膜裡去抵擋正要透過吸收作用進入身體的敗血症物質。黏膜因充血而變得腫大，造成黏液外流（mucorrhea，過多的黏液分泌），也就是我們所說的黏膜炎。這種分泌機制會阻止對腐敗物的吸收，也從血液裡帶走抗體來解毒。

貪吃者的腸道裡隨時在進行一場混戰，當身體自動產生的抗體被用盡時，潛意識會召集所有可能幫得上忙的東西，人便在潛意識的驅使下去尋找酒精、菸草、茶、咖啡、辛香料和更多食物。道德灌輸和由酒精中毒、腸道腐敗、吸菸成癮的議員所通過的禁令，就像所有的畸胎一樣，最後都夭折了。

對食物和刺激欲求不滿，意味著因過度放縱（過度刺激）而導致身體的衰弱狀態。**一天裡有三次對食物的強勁欲望，意味著體質衰弱**；距離引發問題的程度，只是一步之遙。明智的人會找點事情做，藉此矯正胃口。

反常的胃口一般是由暴飲暴食造成的：攝取大量食物，直到對一般食物和家常菜失去享受感；過度使用刺激物——酒精、菸草、咖啡、茶；過度使用奶油、鹽和大量沙拉醬，肚子不餓也吃東西（真飢餓會令最平凡的食物也變成佳肴美饌）；在生病或不舒服時進食；隨時都在吃，在兩餐間吃東西；一直吃，吃到不舒服為止。

壞習慣 13 愛說閒話容易恐懼

愛說閒話的總是中傷者，而中傷者必定是潛在的謊言家。如果他們不知道自己正在傳播謊言，他們對於盡力找出他們所閒聊故事的真實性就毫不在乎——這簡直是犯罪行為。傳播流言令說長道短的人體質衰弱。

愛說閒話的人必定體質衰弱，因為他們生活在怕被發現的恐懼之中。他們的分泌物必定是酸性的，而且容易發生膿漏和黏膜感染。他們從黏膜炎的血液毒素危機中恢復得很慢。

愛說閒話的人，總是習慣沒大腦地聽命於自己愛說謊和刁難他的人；他們是靠腐肉維生的惡劣寄生蟲。他們是最低等的罪犯，是吐氣便可殺人的地獄怪物；他們往往死於癌症。

壞習慣 14 諂媚容易失去活力

> 阿諛奉承者貌似朋友，一如狼貌似狗。（拜倫）
> 大力奉承我者傷我最深。（邱吉爾）

真正的諂媚者——就像所有不誠實的人——總是過著失去活力的生活，因此，會被大自然提早宣告罹患不治之症。

壞習慣 15 不正直造成悲慘餘生

不正直最後會使動脈硬化，然後死於癌症而結束悲慘的餘生。

壞習慣 16 宗教迷信是種病態

病態的篤信行為。

這種人要特別小心，因為他們可能會身體力行前述行為，最後英年早逝。

一個儉約的宗教，不管是基督教、猶太教或伊斯蘭教，都不會遭受過度刺激、體質衰弱和物質中毒的身心習慣所影響。

光憑自己和潛意識就能療癒

　　如果血液積毒症患者擺脫了令體質衰弱的習慣——那是任何療法（禱告、藥物、手術），所有正直與不正直的療法，都無法醫治的——擺脫了致病原因，並且一直保持下去，那麼健康便會恢復，並且永遠相隨。

　　或許有不少人說過，而且無疑說得很正確，我們人類如何任意破壞我們的身體與心靈。不過有些開明的人也聽過許多人說，從而得知，**與我們近在咫尺的唯一敵人，便是我們的壞習慣**。奧立弗‧霍姆斯在他的著作《早餐桌上的獨裁者》中，對於習慣是這麼說的：

　　　習慣是動物生理系統的近似表現，它透露了綜
　　覽所有存在環境中牽涉到長期自主問題中最高等的
　　生物官能的失靈。

　　自治或自我管理，是所有傳統迷信行為在生命的一開始便要遭遇到的課題，然後把它教化成許多習慣（像是治療卻未去除病因），這再結合人們的享樂主義（其宗旨是：享樂是人們唯一重要的追求）傾向，就造成了失敗的

人生，儘管人的潛在欲望是能夠駕馭那股把他往下拉的力量。了解疾病為何，以及疾病是如何產生，將會幫助明理和懂得自制的人避開疾病，以及只是在無意間破壞疾病的醫學章魚。

專業是由一群受過教育的人所組織起來的，我相信大部分的人都是謙謙君子，並且致力於服務人群。但建立在謬論之上而且得到壓倒性多數聲望的教育與道德，對老百姓而言，就會積非成是。我所要要求一般人和專業人士做的，是公平地測試我的學說，就算證明我是錯的（如果有可能），我也會坦然面對應該來的結果。

人造成自己的疾病，而且也只有自己才能把健康找回來。一個人光憑自己和自己的潛意識就能療癒，不用靠醫生；除非是惡劣的療法迫使人進行不必要的急救，否則只有在非常少數的狀況下，手術才能被當作最後的手段。

> 身體的強壯或虛弱，完全取決於神經能量的強弱。我們應該記住，影響身體功能運作得好不好的關鍵，端視能產生多少的能量而定。

Chapter 9

維持神經能量的健康生活

立刻開始吧，並且堅持下去！

　　以下的建議，也許有助於那些希望維持目前良好健康
狀態的人，或是能幫助目前健康狀況不佳的人為自己帶來
健康。希望獲得更詳細資訊的重殘病弱者，必須透過給個
人的指引來取得適合他們特殊情況的建議。

一日生活規畫

* 早晨起床第一件事，應該做十五到三十分鐘的提爾頓
　（Tilden）肌肉緊繃運動 P169 。做完運動後到浴室
　去，站在溫水中洗一個快速、暖和的擦浴，然後用乾毛
　巾或有摩擦力的手套做充分的按摩。假如不方便在早晨
　做溫水擦浴，那麼就在早晨做乾式按摩，並於晚上就寢
　前做溫水擦浴。

* 一天三餐，不要多吃；兩餐之間不要再吃喝。利用以下
　的規則來指導你「什麼時候吃、什麼時候不要吃，以及
　怎麼吃」：

規則 1 除非自上一餐之後你的身心已經獲得完全的舒暢，否則不要進食。

規則 2 每一口澱粉食物都要和著唾液細細咀嚼，其他的食物也要好好注意。

規則 3 不是真的很有食欲時，就不要吃東西。

* 假如一整天之中腸子沒有蠕動，就在晚上就寢前進行一次小規模的灌腸──使用一品脫（約四百七十三毫升）的溫水。把溫水灌入腸子裡，讓水停留五到十分鐘，然後會誘發腸子蠕動。此外，適當的咀嚼、正確的食物組合和充分的腹部緊繃運動，也能使腸子適當地運作。

* 至於該吃些什麼──對於擁有一般良好健康狀態的人來說，以下的規則可以當作指引：水果早餐、澱粉午餐、普通晚餐；或者澱粉早餐、水果午餐、普通晚餐。普通晚餐可以在中午進行，以取代午餐──如果你覺得這樣做更便利的話。

水果早餐 先吃任何種類的新鮮水果或莓果，再配上牛奶、半水半奶（一半溫牛奶加上一半熱開水），或酥油茶（一杯熱水加上兩、三湯匙的奶油）。

澱粉早餐 先吃吐司、碎小麥、全麥脆餅、黑麥脆餅、烤熟透的馬芬糕、玉米麵包或玉米餅、煎餅、威化餅、煮

熟的穀物（前述任一種），再配上新鮮或煮熟的水果，不加糖。吃乾的澱粉食物，應該要搭配一點黃油，不要浸泡在牛奶或奶油裡，這樣才能確保食物被充分的咀嚼。穀片應搭配一點奶油和食鹽——不加牛奶或糖。煎餅和威化餅可以搭配蜂蜜和黃油，再配上酥油茶。如果喜歡的話，可以在澱粉早餐之後吃些新鮮水果，以取代飲料。

澱粉午餐 跟澱粉早餐一樣；可以偶爾加上一片清蛋糕和一點冰淇淋。

水果午餐 跟水果早餐一樣；吃過新鮮水果之後，可以偶爾加上一片水果派和起司，或是甜點。

普通晚餐 普通晚餐一種是肉類、兩種煮熟的澱粉類蔬菜加一份綜合沙拉；另一種是澱粉、兩種煮熟的非澱粉類蔬菜，和一份綜合沙拉。

- 肉類：任何種類的新鮮肉類、起司、堅果、蛋、培根、魚，或家禽。

- 澱粉：馬鈴薯（紅薯或白馬鈴薯）、通心麵、米飯、古巴瓜（一種冬季南瓜）、乾豆子和豌豆、木薯、南瓜，或是前述的任何澱粉食物。

- 煮熟的非澱粉類蔬菜：甜菜根、胡蘿蔔、歐防風、

甘藍菜、萵苣、白花椰、球芽甘藍、嫩玉米、綠豆
莢與豌豆、蘆筍、洋蔥、茄子、婆羅門參、番茄、
小黃瓜、芹菜、菠菜、綠色葉菜、夏季南瓜等等。

・提爾頓綜合沙拉：萵苣、番茄和小黃瓜；萵苣、芹
菜和蘋果；萵苣、蘋果和柳橙，或任何其他水果。
撒上鹽、油和檸檬汁。

＊天氣好的時候，盡量到戶外走動，有益健康。

提爾頓博士的肌肉緊繃運動

①從緊繃小腿肌肉開始，從腳趾延伸到身體：首先
盡可能地伸展腳趾，然後握起來（用力將趾彎向
腳跟處），同時讓小腿肌肉用力。接著完全放鬆，
直到肌肉變柔軟之後再重複緊繃動作，然後再做
一次，重複收縮與伸展運動。

②以同樣的方式緊繃雙手與雙臂。盡量伸展手指，
讓肌肉用力，一直到肩膀；然後將手指握起來，
變成一個拳頭，讓肌肉用力，一直到肩膀。這樣
做五分鐘，然後緊繃小腿五分鐘，之後再做一次
雙手和雙臂。

③拿一個枕頭，對折後塞到肩膀下，當頭往後仰時才不會碰到任何東西。頭向前抬起，下巴往胸前靠，接著放鬆把頭放回去，再盡量地向後仰；然後重複。這個動作做個四、五次之後，枕頭依然放在肩膀下。把手伸到腦袋下，讓頭枕在雙手中，把頭左右、上下搖晃，然後旋轉，每個動作做得愈大愈好。

④接著把對折的枕頭墊到屁股下方，舉起雙腿做騎腳踏車的動作。然後讓兩隻腿在空中伸展，各自往左右搖擺，允許它們交互交錯，呈剪刀狀；不過，每次在兩腿相互交錯時，讓其中一隻放在前面，下次換另一隻放在前面。

⑤緊繃腹部，讓肌肉盡量用力，同時用雙手揉捏肌肉；這個運動對於克服便祕很重要。這個運動可以強化女性的子宮韌帶，有助於拉提子宮、克服子宮下垂和位置錯置。這個運動也可以改善膀胱肌與直腸肌，克服痔瘡（直腸黏膜脫出）的問題。膀胱過敏和前列腺腫大，也可以藉由這種運動來改善。

⑥接著坐起來，把臉盡量向右轉，再盡量向左轉。然後把頭垂下轉動，也就是使耳朵靠近肩膀，讓腦袋維持這樣的下垂度，同時轉動到另一邊。

這些頭頸的運動，對於移除產生於脊椎骨之間、骨溝、骨頭孔隙裡等神經與動脈所經之處的沉積物很重要。假如聽力不好，這些運動也能改善聽力問題。假如嗅覺不如一般人敏銳，那麼持續做這些運動，嗅覺神經會得到解放，便能改善嗅覺的能力，味覺能力也會變得更好。所有特殊的感覺神經都將變得更活絡，肺與胃的神經，以及所有控制重要器官的重要神經，也都因這個運動而活絡。當神經受到器官沉積物的壓迫，前述的運動會使沉積物被吸收掉。頸部肌肉和臉部肌肉都會進化，讓一個人感覺和看起來都更年輕。

做這些運動必須持之以恆，不是只有在起床前做，而是一天之中每三到四小時做一次。你也許認為這很費力，但這是你想獲得健康所必須付出的代價。所以立刻開始吧，並且堅持下去！

⑦坐在床緣，盡可能大幅度地擺動身體，接著再做

轉體運動，盡量往後看。坐在床上前後搖擺，向前壓及向後躺，從腰椎往上使力一路到頭部。這個動作能放鬆脊椎，並且有效活絡身體下半部的神經。

⑧用兩腿的膝蓋和雙手的手肘支撐身體，然後把身體盡量往前推，但腹部不要碰到床，然後再盡量往後拉；向前推、往後拉，位置不變，直到感覺累了。然後垂下左肩或右肩，臀部保持抬高的姿勢，這叫做肩膝姿勢。肘膝姿勢加上前述運動，我稱為「手搖四輪車運動」。在克服便祕、腸脫出、直腸或子宮下垂和痔瘡上，練習這兩種運動是很重要的。

⑨把食指放到閉起的雙眼上，輕輕地左右搓揉。然後移開手指並轉動眼球，再以反方向轉動，這樣可以舒解疲勞。

⑩把手指放到兩側的鼻翼上，一起往下壓，然後左右移動。

01

01